Les arts de guérir en Afrique, de la tradition à la médecine conventionnelle

5-7, rue de l'Ecole-Polytechnique, 75005 Paris

www.editions-harmattan.fr

ISBN : 978-2-343-16317-8
EAN : 9782343163178

Le Muvacan

Les arts de guérir en Afrique, de la tradition à la médecine conventionnelle

Comprendre…

L'Harmattan

Association LE MUVACAN (Musée Vivant des Arts et Civilisations d'Afrique à Nantes) 33, route de Vertou 44220 Nantes

Photo de la couverture : le devin au crabe de Rhumsiki, kapsiki Nord Cameroun

Sommaire

Préface

Jean Malaurie
Directeur fondateur de la collection Terre Humaine

La collection *Terre Humaine*, que j'ai créée en 1955, est née dans le Grand Nord à la suite d'une confrontation dramatique entre le peuple des Esquimaux polaires de Thulé, qui vivait alors une vie encore très archaïsante sur le plan technique, et une base nucléaire américaine. Cette confrontation, qui allait brutalement précipiter une civilisation millénaire dans le monde occidental moderne, s'est imposée pour moi comme un symbole, et c'est ainsi que *Terre Humaine* est devenue le porte-parole et, plus encore, le cri de tant de peuples opprimés, de tant d'hommes et de femmes humiliés au Nord, au Sud, à l'Est, à l'Ouest de notre planète.

Afin que ce cri puisse retentir profondément, j'ai souhaité qu'il s'exprime tant par des témoins indirects que, directement, par ceux-là mêmes qui en sont des victimes. Et c'est ainsi qu'après le livre fondateur *Les Derniers Rois de Thulé* et celui qui devait être mondialement considéré comme un chef-d'œuvre, *Tristes tropiques,* de Claude Lévi-Strauss, *Terre humaine* a publié le bouleversant *Soleil Hopi ou l'Indien Talayesva*, puis *Ishi*, puis *Les Carnets d'enquête* d'Émile Zola.

Ainsi, pour la première fois dans une collection occidentale, étaient réunis sur un plan d'égalité la pensée d'hommes de la "Civilisation du livre" et celle d'hommes "sans écriture", si longtemps oblitérée. Tradition écrite et tradition orale enfin côte à côte, ensemble pour dénoncer à tous les niveaux les formes pernicieuses et multiples d'injustices qui ravagent notre monde moderne. Peu à peu, à travers ses cent-dix livres, *Terre Humaine* a poursuivi sa mission. La voix douloureuse, jusqu'alors étouffée, de tant d'offensés et d'humiliés a pu partout se faire entendre.

La mondialisation est un malheur. L'un des grands mystères de l'histoire du monde est l'ordre de la nature. La morphogenèse est un enseignement. A quelque dimension que ce soit, la vie, végétale ou animale, pratique une architecture. Il est une géométrie des formes - que j'ai passionnément étudiée dans les éboulis du Nord du Groenland - propre aux pierres, propre aux fleurs, propre aux fourrures des animaux sauvages. Il y a donc un ordre du monde, porté par la dynamique de la vie.

Et il y a un ordre dans l'histoire des peuples.

Ce n'est pas par hasard que, dans la longue histoire de l'humanité, successivement, des pensées multiples se sont affirmées avec des langues et des coutumes. Il appartient à l'homme de sagesse de reconnaître cette extraordinaire diversité. Le saccage auquel nous assistons, sous couvert de colonialisme, se traduit par l'écrasement des peuples vaincus et la destruction de la civilisation qu'ils portaient en eux.

En tant qu'ambassadeur à l'UNESCO, défenseur des peuples premiers de l'Arctique, je salue cette manifestation du MUCAVAN sur les arts de guérir en Afrique traditionnelle.

Il est constant dans l'histoire des sciences qu'un esprit de supériorité, qui est justifié par de grandes découvertes, puisse rendre sourd et aveugle à l'égard de civilisations qui poursuivent une histoire qui leur est propre.

Avant-propos

Jacques Barrier
Président du MUVACAN

Ce livre est une étape importante pour l'association Le Musée Vivant des Arts et des Civilisations d'Afrique à Nantes (MUVACAN). Dans le champ de la promotion des civilisations africaines, les valeurs qui guident nos actions sont le dialogue interculturel et la lutte contre les stéréotypes. Dans cet esprit, nous recherchons un impact à long terme et à capitaliser nos opérations concrètes. Trois méthodes pour y arriver :

Les expositions. L'exposition "Insolites poupées d'Afrique" s'est déplacée depuis 2012 dans de nombreuses villes depuis Nantes[1]. Celle sur la guérison en Afrique a suivi le même type de chemin depuis sa base nantaise en 2015 pour rejoindre l'Université Catholique de Louvain en Belgique, et enfin le campus santé de notre université. La troisième "Naître et Etre en Afrique, entre traditions et temps présents" en juin et juillet 2017 à Nantes à l'Espace International Cosmopolis a migré à l'Université Libre de Bruxelles entre mars et juin 2018. Ces manifestations sont à la disposition des organismes intéressés.

Les livres MUVACAN "Comprendre... ". "Comprendre... les arts de guérir en Afrique traditionnelle" reprend de façon approfondie les étapes de l'exposition et la dizaine de conférences avec débats. Il a laissé toute liberté aux contributeurs. Certains textes sont des synthèses, d'autres des "Témoignages", voire des dossiers inédits, enfin des "Reperes" (*l'essentiel sur*). C'est le prolongement du catalogue. La ciblé est large : le grand public intéressé par les cultures africaines ou la médecine traditionnelle, les anthropologues, sociologues, ethnologues, et autres spécialistes en sciences humaines concernés par l'altérité dans ce continent, les collectionneurs, les professionnels de santé amenés à soigner

---

[1] Saint Herblain, Saint-Lary, en juillet 2016 en partenariat avec le Musée Africain de Lyon "Jeux d'enfants, figurines rituelles" puis avec le Musée de la ville de Montélimar.

des africains. Pour ces derniers, le principe de responsabilité sociale des Facultés des Sciences de la Santé doit les amener à envisager la formation de leurs étudiants au dialogue interculturel. Tous seront confrontés à l'altérité dans un monde qui se "globalise". Ce livre est donc aussi un outil universitaire. Il s'adresse enfin aux grandes associations humanitaires et de coopération dont les chargés de missions sont confrontés aux problématiques d'une médecine "d'ailleurs".

Le **Musée virtuel** : qu'est-ce qu'un musée classique à l'ère d'internet ? Notre site se veut devenir un "musée vivant" virtuel. Notre projet est de conceptualiser les salles de nos différentes expositions pour des visites virtuelles interactives. Seront visualisés les documents et objets inédits provenant des collectionneurs de l'association et de musées partenaires[2] avec un débat. Les scénographies des expositions se doivent d'intégrer *pro ante* cet objectif ambitieux [3], idéalement en partenariat avec des musées africains.

---

[2] Notamment le Musée de la Médecine (Université Libre de Bruxelles) et le Musée Africain de Lyon.

[3] Réflexion menée avec l'Ecole de Design de Nantes et l'Agence Henri 8 de Paris.

Comprendre la représentation de la maladie et le parcours du malade en Afrique

Synthèse

Le parcours du malade en Afrique Noire traditionnelle Pratiques anciennes et actuelles

Jacques Barrier

A l'instar de la scénographie de l'exposition sur les arts de guérir en Afrique traditionnelle à Nantes, nous décrirons le parcours du malade africain en plusieurs étapes. Comment cette personne vit-elle sa maladie ? Comment le praticien traditionnel va-t-il orienter le diagnostic, en rechercher la cause et enfin prescrire le traitement ? Ce chapitre est donc une synthèse de la problématique de la guérison africaine. Seront aussi évoquées les conséquences sociétales dans le monde actuel.

Lors de la conception de cette manifestation, il a fallu naviguer entre la tentation d'une vision idéaliste universaliste (la vision de l'Homme) et celle d'une vision culturaliste parfois réductrice. En effet, par les objets et les documents présentés, ont été mises en avant des croyances et pratiques singulières et parfois même étonnantes qui sont spécifiques de telle ou telle ethnie - comme elles ont pu être observées et décrites de façon contemporaine par un ethnologue ou auparavant par un explorateur, un missionnaire ou un administrateur des colonies. En revanche, la vision universaliste est d'essence humaniste intemporelle ; elle identifie et relie les valeurs et identifiants communs à l'Homme dans toutes les parties du monde. L'archaïsme de la société et un état de développement peu avancé ne sont pas des conditions obligatoires à l'expression des pratiques médicales traditionnelles. Dans les pays occidentaux, que ce soit en Europe ou en Amérique du Nord, les pratiques médicales traditionnelles, d'origine étrangère ou locale, sont loin d'avoir disparu. Il est même noté un retour significatif à ces pratiques. Ailleurs, c'est l'essence même de la médecine actuelle en Inde ou en Chine, pays où se conjuguent avec efficacité les deux approches.

Il s'agit de pratiques anciennes et actuelles. Pour des raisons culturelles liées aux traditions, mais aussi d'inefficacité structurelle du système de santé, la majorité des africains ne confient pas habituellement leurs problèmes de santé aux médecins conventionnels. L'Organisation Mondiale de la Santé (OMS) annonce le chiffre de 70 à 80% de la population n'ayant pas à disposition facilement cette offre de soins. En Afrique, il y a un guérisseur pour 800 personnes (un médecin conventionnel pour 40000 !). Les malades s'adressent à ces tradipraticiens, et si possible au plus près de leur habitat ; ils semblent s'en satisfaire. Cette démarche ancestrale perdure. Démarche naturelle dans les villages, elle s'est transposée dans les grands centres urbains surtout pour les populations pauvres. La maladie ainsi que les moyens mis en œuvre pour la guérison font intervenir un ensemble de représentations et de pratiques qui relient le malade et son "médecin"[4], ici le guérisseur. Nous verrons qu'il s'agit souvent d'un devin-guérisseur qui allie d'une part le diagnostic

[4] Le médecin au sens étymologique du terme : en résumé celui qui pèse le pour et le contre du mal.

par la divination et d'autre part la thérapeutique par diverses actions symboliques et les plantes médicinales.

Dans un souci de pertinence et de crédibilité, quelques membres de notre comité scientifique ont effectué des voyages d'étude préliminaires ; le but était de rencontrer et d'observer des devins-guérisseurs au Cameroun et au Bénin[5]. Certaines de ces expériences récentes sont rapportées dans ce livre sous forme de témoignages.

Les représentations de la maladie

Nous ne pouvons pas échapper à la comparaison entre deux perceptions différentes de la maladie : la perception de la maladie dans la médecine conventionnelle, ou rationnelle, dite "du Nord" qui évolue avec les progrès scientifiques et celle des sociétés traditionnelles, d'ordre plus empirique et imprégnée de mythes.

La vision médicale conventionnelle du malade et de la maladie.

Depuis les temps anciens, l'approche médicale occidentale a considérablement évolué avec les découvertes de la science. Dans le modèle occidental, l'approche est d'abord cartésienne. Le symptôme physique est motif de consultation et oriente vers une pathologie précise. Si on prend l'exemple de la douleur, "la douleur n'est ni plus ni moins qu'un système d'alarme dont la seule fonction est de signaler une lésion corporelle" nous disait déjà Descartes (cf. M. Sanou dans ce livre). Le symptôme oriente vers un dégât tissulaire ou la déficience d'un organe. Le patient a conscience que son mal, sa (ses) maladie(s) a (ont) un fondement physiopathologique. Prime la notion de maladies avec un mécanisme lésionnel, de pathologies infectieuses, cancéreuses, inflammatoires bien identifiées, certaines ou présumées pour le praticien. L'étiologie (pour simplifier, la cause) peut aussi être génétique, toxique. Il existe une classification précise des maladies par l'OMS, enseignée dans les facultés

---

[5] Au Cameroun, en pays kapsiki (J Barrier en 2008), douala, bamiléké et bamoun (J Barrier, L et F Moulinier, D Marchesseau en 2014) ; au Bénin, en pays somba (Ph de Grissac 2015).

de médecine. Les troubles psychosomatiques sont considérés a posteriori, parfois négligés. Le terme d'homme de l'art est employé avec réticence car la médecine se fonde sur des faits probants (*Evidence Based Medicine*). Il s'agit d'un raisonnement bioclinique du médecin, étayé par les analyses biologiques, l'imagerie etc. En conséquence, les traitements sont répertoriés et codifiés. On conçoit que ce modèle autonomisé puisse isoler le malade de son contexte social. Tobie Nathan nous dit que *le patient est considéré principalement face à un univers unique.* Le rôle de l'environnement est souvent envisagé *a posteriori* : ce peuvent être des conduites nocives notamment hygiéno-diététiques ou un évènement fortuit (comme les effets secondaires de toxiques, de médicaments).

La représentation du mal et de la maladie en Afrique subsaharienne

En milieu traditionnel, le modèle explicatif est différent. La maladie peut être comprise comme un trouble du "bien-être ". Le mal est ce qui cause de la douleur, de la peine, du malheur. Le préfixe *mal* - en français – est utilisé dans de très nombreux mots ou expressions (citons, outre maladie, mal-être, malaise, malheur, malignité, malveillance, malfaisance etc.). De fait, ces termes définissent l'ensemble des besoins de l'africain de s'adresser à la médecine traditionnelle. L'un ou l'autre de ces troubles concerne l'individu mais jamais isolément. Le hasard n'existe pas ; la maladie est par essence le fruit d'un déséquilibre des forces vitales ou intangibles au sein de l'individu, de la communauté et de l'environnement. L'individu est un être *physique et spirituel* dans son contexte social et on cherchera une responsabilité extérieure, qui, quoi ? Au pire, le "mal" peut-être dû à un esprit malin issu du monde occulte de la magie. L'attaque de sorcellerie est parfois évoquée[6]. La maladie et la médecine ne sont donc pas des cadres rationnels autonomes mais se situent dans un cadre élargi qui est à la fois anthropologique et social.

A partir de son expérience de consultation d'ethno-psychopathologie au Centre G. Devereux à Paris, Tobie Nathan nous dit que *le patient doit toujours être considéré face à un univers multiple autant spirituel que concret.* En

---

[6] Voir le texte "Repère" sur la maladie et la sorcellerie.

Afrique sub-saharienne la maladie est un révélateur privilégié du social, "privilégié, car la maladie, parce qu'elle fait entrevoir la mort, a une triple inscription : physique, à travers la souffrance et la dégradation de l'individu ; culturelle, dans les interprétations et les thérapeutiques qu'elle rend nécessaire ; morale, par la lutte que s'y livrent le bien et le mal" (D. Fassin [7]). A ce sujet, M. Sanou a particulièrement bien analysé le modèle de la douleur[8].

L'environnement dans son sens le plus large est donc toujours concerné d'emblée au plan de la causalité. Ceci se vérifie dans toutes les sociétés traditionnelles ; le continent africain a en ce domaine une diversité extraordinaire.

Face aux déséquilibres potentiels, la communauté a mis en œuvre des protections, par la parole symbolique, par les objets magico-religieux chargés de maladies et, ou de thérapeutiques préventives, par des sociétés parfois secrètes, par les rites de relation aux ancêtres (effigies, autels). La prévention du mal et les thérapies préventives sont intimement liées, parfois indissociables. Les maladies peuvent s'exprimer dans la statuaire africaine (statuettes et masques de maladies, tels que variole, lèpre, goitre, paralysie faciale, épilepsie). Nous avons montré quelques-uns de ces objets rares dont la signification symbolique ou l'utilisation pratique n'est pas toujours claire[9].

Les interventions du devin - guérisseur

Le statut et les fonctions

Le médecin traditionnel est à la fois un diagnosticien (devin) et un thérapeute (guérisseur). Dans certaines ethnies les rôles sont séparés, ailleurs plus ou moins associés. Par facilité, nous allons englober ces rôles du (des) praticien(s) sous le vocable commun de devin-guérisseur. Nous

---

[7] Didier Fassin a étudié les pratiques de guérison, autant d'influence religieuse musulmane qu'animiste dans la banlieue de Dakar.

[8] Voir le chapitre infra consacré à la prise en charge de la douleur selon les deux modèles.

[9] Voir le chapitre de Valérie Le Nghiem sur les objets maladies.

éviterons les termes de féticheur et de fétichisme de connotation péjorative qui "expriment l'histoire de nos préjugés" (M. Tobia-Chadeison), même si les dénominations font encore florès au nord comme au sud. En zone bantoue, du Cameroun à l'Afrique du Sud, est utilisé très largement le mot *nganga*[10]. Le devin-guérisseur est bien souvent le seul praticien accessible que ce soit en ville pour les malades peu fortunés ou dans le quasi-désert médical de la brousse. C'est un soignant de proximité, même si certains devins ont une réputation telle qu'ils drainent très loin la clientèle. Il a un tarif de consultation modéré ou dispense ses soins gratuitement ou accepte une offrande. Nous avons souvent constaté qu'il doit exercer un autre métier pour assurer la subsistance familiale. Les savoirs du devin-guérisseur peuvent être un don hérité (notamment de père à fils ou de mère à fille au fil des générations). Parmi ses enfants, un seul pourra être élu car reconnu comme dépositaire du don. Ailleurs, le devin-guérisseur a pu avoir la révélation du don à l'occasion d'un rêve, d'une intervention spirituelle. Mais bien souvent, même s'il s'agit d'un don, l'acquisition des compétences nécessitera un long apprentissage[11].

Le charlatanisme existe. Le rôle de devin-guérisseur est parfois ambigu. Pour D. Fassin, à partir de son expérience dans la banlieue de Dakar, il existe de fait des savoirs noirs (reliés au secret) et des savoirs blancs (par exemple ceux rattachés au Coran, à la Bible dans ces pays où les religions du livre sont fortement ancrées). Le savoir noir est secret, mystérieux ; n'est-il pas parfois celui d'un sorcier ? La clientèle peut alors s'inquiéter ; les rumeurs sont rapides. Tel devin-guérisseur pourra passer d'un rôle social positif de bienveillance à celui de sorcier malveillant.

Le motif de consultation

Le symptôme est le motif de consultation. Les circonstances d'apparition, ici le déclenchement supposé, sont aussi importantes à considérer que le mode d'expression physique. Intervient très souvent la

---

[10] Dans tous les pays de langue bantoue.

[11] Il acquiert la double vue comme Eric de Rosny l'a décrit dans "les yeux de ma chèvre" ainsi que la connaissance des simples.

dimension symbolique dans la relation de cause à effet et la logique de l'origine peut échapper à la rationalité scientifique occidentale. De fait, il s'agit de deux rationalités d'essence différente. Les catégories pathologiques évoquées sont d'ordinaire larges et imprécises (fatigue, fièvre, diarrhée, jaunisse, maladies des femmes, folie...). Identifier donc nommer la maladie est un processus complexe d'autant que le mal est secondaire à une problématique sociale visible ou invisible.

Dans les sociétés traditionnelles, exprimer le fait d'être mal est prioritairement lié à un problème aigu (accompagné de douleur, de souffrance physique ou morale) plus que chronique (d'expression souvent silencieuse). En conséquence, la principale demande du patient sera d'être soulagé immédiatement ; dans son esprit, n'est-ce pas guérir ? La maladie chronique est souvent négligée dans sa phase silencieuse et ne fera intervenir le guérisseur que lors des complications "parlantes ". Des maladies chroniques potentiellement graves comme l'hypertension artérielle ou le diabète ne sont reconnues que lors d'accidents symptomatiques bien tardifs. L'hypertension artérielle pourra n'exister qu'à partir de la complication vasculaire grave et irrécupérable ; ainsi, l'hémiplégie liée à un accident vasculaire cérébral *a priori* évitable en milieu de médecine conventionnelle est hélas fréquente dans ces sociétés africaines où la prévention systématique est ignorée. Combien de diabètes ne sont pris en compte que lors du coma diabétique[12] ?

Le diagnostic du devin-guérisseur par la divination

Bien que ce soit un terme utilisé plutôt en médecine conventionnelle, nous utilisons ici le mot diagnostic pour signifier la recherche de la cause d'un mal. Pour le devin, c'est d'abord rendre visibles les causes du mal (au sens large du mal-être). Rendre "visible" signifie que le thérapeute recherche dans l'environnement du malade, pour le rendre formel (le nommer) ce qui a pu déclencher le trouble amenant la consultation. C'est

[12] L'OMS considère que les pathologies non transmissibles (notamment HTA, diabète, cancers) sont actuellement des priorités de santé publique majeures en Afrique, à côté du SIDA.

l'oracle, au sens d'opinion qui s'exprime avec autorité, donc de sanction plus que de prophétie, qui désigne la responsabilité. **La divination est donc plus rétrospective que prospective** (C.-H. Pradelles de Latour).

Amener l'invisible à la perception de sa clientèle résume en somme le talent opératoire du devin-guérisseur qui est le médiateur de l'esprit de la brousse, du génie ou de l'ancêtre concernés. L'appel des esprits se fait par des incantations psalmodiques, parfois avec l'aide d'instruments de musique (tambours, cloches divinatoires au Congo). Il y a d'autres outils de divination usuels : ici les cauris, ou les noix de palme jetées sur un plateau de divination *ifa* des Yoruba (Nigeria), ou les traces sur le sable d'un renard passé dans la nuit sur le dessin tracé au préalable sur le sol chez les Dogon (Mali), ou le flottement d'objets dans une bassine comme au Sénégal, et enfin divers outils (objets ici dénommés "oracles") que nous avons présentés dans cette exposition : les oracles à frottement d'Afrique centrale, les oracles utilisant des animaux (la mygale dans le pays bamiléké, le crabe en pays kapsiki au Cameroun et la souris en Côte d'Ivoire chez les Yohurè et les Baoulé). Les transes aident à la divination. La statuette dite cynocéphale des Baoulé (Côte d'Ivoire) a de fait une position humaine (le portage de coupe) et des traits de hyènes. Elle représente une divinité intermédiaire (*amuin*), réceptacle d'esprits qui entrent en possession des humains pour les informer ; c'est un culte de divination par transe (A.M. Boyer). Il peut exister plusieurs méthodes au sein d'une même ethnie ; chez les Bassari, peuple qui se localise au Sénégal, en Guinée-Bissau, Guinée-Conakry et Gambie, J.P.T. Bidiar décrit 3 méthodes bien différentes. La première requiert des baguettes de bambou, la deuxième la transe de femmes possédées par les esprits, la dernière l'utilisation d'un tamis qui retient l'eau quand l'incantation arrive à l'évocation nominative, à la cause exacte du trouble du consultant.

L'enquête concerne d'abord la famille, on devrait dire la famille élargie, le lignage, car la notion de parentèle est plus complexe en Afrique qu'en Occident. La recherche s'intéressera aussi au village de résidence, aux relations personnelles et professionnelles, à la communauté, voire aux villages alentours. Le but est d'identifier l'influence ou l'individu responsable. Les causes invisibles du mal sont des forces occultes provenant de ce qu'on peut appeler les esprits. Les esprits peuvent se situer dans le village lui-même, dans la brousse ou dans un espace spirituel - ou sacré - correspondant aux déités ou génies, à ce que certains seraient tentés d'appeler Dieu. Dans ce même champ des forces spirituelles invisibles, les ancêtres sont des membres à part entière de la communauté qu'ils protègent ; de la façon la plus large, les décédés sont souvent évoqués. On retrouve aussi dans certaines sociétés africaines la notion de revenants, lesquels posent problème aux vivants : leurs intentions sont-elles positives ou négatives ? Un interdit a-t-il été transgressé ? Ainsi, pour prendre un exemple, la mort d'un nouveau-né est un événement insupportable. Le devin recherchera une faute personnelle, volontaire ou non ayant déclenché le courroux d'ancêtres ou d'esprits. Enfin, l'hypothèse d'une intention malveillante extérieure pourra faire évoquer un sort, donc l'influence d'un sorcier. Entre le fait d'évoquer l'attaque de sorcellerie et de désigner le sorcier, le responsable réel ou supposé, on conçoit que la frontière est vite franchie. L'accusation est alors lourde de conséquences[13].

Les nouvelles maladies épidémiques posent un vrai problème de représentation conceptuelle pour les tradipraticiens. On peut prendre l'exemple de l'infection par le virus de l'immunodéficience humaine (le VIH). Une infection chronique par un virus de transmission sexuelle n'a rien de logique pour un thérapeute traditionnel. Il a été pensé (il est toujours pensé ?) que l'origine véritable est ailleurs ; comment a-t-on pu croire les autorités sanitaires lorsqu'elles déclaraient qu'il s'agit d'une nouvelle maladie épidémique virale parfaitement explicable, alors que les symptômes sont les mêmes que d'autres maladies déjà connues (l'amaigrissement important - la *slim disease* - du SIDA n'a rien de spécifique). Ce peut être aussi une attaque de sorcellerie. Si la nouveauté et la gravité sont finalement admises par la population, il s'ensuit un questionnement d'ordre traditionnel "où est la responsabilité" ?

---

13 Voir dans ce livre le Repère "maladie et sorcellerie" ainsi que le chapitre de P Saulnier sur la guérison en Centrafrique.

Confrontée à une maladie grave épidémique nouvelle la communauté aura la tentation de rechercher une cause externe n'ayant rien à voir avec leur monde traditionnel (il aura pu nous être affirmé qu'il s'agissait d'une maladie des Blancs apportée en Afrique par malveillance). Des épidémies foudroyantes comme celles liées au virus Ebola ou au vibrion du choléra sont extrêmement perturbantes voire incompréhensibles en termes de représentation anthropologique et sociale, d'autant que les mesures de santé publique pour éviter l'infection vont à l'encontre des coutumes sur l'accompagnement des morts (A. Epelboin).

Le devin-guérisseur, un rôle de régulateur social

Le village se compose souvent d'un ou de plusieurs groupes communautaires. Du fait d'invasions, de courants migratoires historiques qui perdurent, il coexiste souvent plusieurs ethnies, plusieurs langues dans un même lieu. La répartition des pouvoirs, des rôles socio-professionnels peut se faire selon les origines. Ici le forgeron sera de telle ethnie, le "Maître de la terre" sera issu de la population présente la première. Néanmoins, ce monde composite recherche la stabilité, un parfait équilibre se basant sur des croyances fortes et des autorités bien définies à chaque niveau d'organisation sociale. Ainsi, le problème d'un individu peut concerner toute la communauté ; par exemple, pour un couple, la pire disgrâce qu'il puisse connaître est la stérilité. "La communauté toute entière se sentira concernée et sera impliquée dans la tragédie. La maladie a de ce fait une dimension psychosociale et l'individu malade est souvent le révélateur d'une perturbation de la collectivité" (M.N. Anderson). Il est évident qu'il s'agit d'un système relativement fermé : des africains migrants ont pu évoquer un véritable carcan auquel ils souhaitaient échapper par l'expatriation[14].

Si l'autorité hiérarchique est la règle dans le village, un système de régulation, sinon de médiation est utile. Le devin est nécessairement

---

[14] Le changement est heureusement là : ainsi, les nouvelles technologies (dont le téléphone mobile qui s'est diffusé très rapidement en Afrique citadine et rurale) changent considérablement la communication sociale.

impliqué puisque sa recherche d'un déséquilibre n'a pas d'autre but que de "guérir" un patient grâce à une meilleure harmonie dans la cité. Son orientation "diagnostique" est grandement facilitée par la connaissance du milieu social, du village auquel le guérisseur appartient lui-même ; sa sagesse, son implication dans la vie communautaire lui permettent de déterminer de façon plus ou moins intuitive les influences bénéfiques ou nocives qui peuvent jouer un rôle dans le déclenchement et la persistance du mal-être. Nous avons pu vérifier ce point indirectement en consultant des devins au Cameroun ; notre demande de consultation en tant que personne extérieure au milieu - *quoi de plus étranger qu'un Blanc arrivant d'Europe ?* - rend la divination plus aléatoire sinon impossible ; elle a même été parfois vécue comme une menace de prise de pouvoir avec une exclusion[15].

Quelques phrases clés

Retrouver la cause du déséquilibre entre les forces visibles et invisibles : où se situe la responsabilité du mal ?

La tentation de la causalité externe est omniprésente en Afrique traditionnelle. Le hasard n'existe pas. Trouver la cause du mal consiste à interroger les forces physiques et spirituelles. Il s'agira plus d'une pratique divinatoire d'explication du déséquilibre que d'un diagnostic de maladie dont la base scientifique aurait été de relier la sémiologie et la physiopathologie.

Le thérapeute

La prévention des maladies

Il ne s'agit pas tant de protéger l'individu par une prévention comme nous l'entendons en Europe que de *sauvegarder les équilibres,* de contenir les forces parfois nocives des esprits en présence dans la communauté, et en conséquence d'écarter le mal et les maladies. La prévention peut être communautaire. Les milieux africains sont souvent instables du fait de la rareté des ressources et sauvegarder les équilibres dans le village est un

[15] Voir le témoignage sur les guérisseuses de Foumban.

souci constant. C'est la raison pour laquelle nombre de villages, de cases ou de concessions possèdent des autels d'ancêtres tel ceux du peuple kota (Gabon), ou des Lobi, notamment les Dagara (Burkina Faso) représentés dans cette exposition. Il convient de les honorer pour attirer la bienveillance des esprits et empêcher le déclenchement du mal.

Au plan individuel, le rôle du devin-guérisseur consistera aussi à participer à la protection. Chacun bénéficiera d'amulettes. Elles sont omniprésentes à visée globale ou adaptées à des enjeux spécifiques, non obligatoirement en relation avec la santé. Chaque cas peut bénéficier d'un gri-gri, en quelque sorte un porte-bonheur. Les amulettes sont d'une diversité étonnante, variable selon les pays. Ces talismans ont un mode d'emploi précis. Dans les pays où l'islam est présent, ce seront parfois des amulettes contenant des versets du Coran. A. Epelboin résume ainsi une étude intéressante sur les amulettes au Sénégal. "En Afrique de l'Ouest, des guérisseurs, des marabouts reçoivent les populations en consultation et répondent à leurs besoins de santé et de réussite en leur fabriquant des talismans. On peut les distinguer selon qu'ils relèvent de traditions orales africaines (les objets sont sans écriture, simples ou complexes, combinant rituellement : prières, souffle et souvent salive ; des offrandes diverses aux instances, noix de kola, sang d'un animal sacrifié... ; des matières minérales, marines, végétales, animales ; des métaux, tissus, plastiques, miroirs... et des objets artisanaux ou industriels), enfin de traditions écrites (basées sur des paroles et écritures coraniques, proscrivant ou acceptant certains rituels, matières et artéfacts relevant des traditions africaines)" [16].

Le traitement curatif

Il y a une multiplicité des modes opératoires des guérisseurs :

- Par la parole et les cérémonies

En Afrique, la parole a une valeur primordiale. Un proverbe peul le résume : "la parole ne pourrit pas". Le tradipraticien est "*maître de la parole*

[16] A partir de l'étude des nombreuses amulettes retrouvées dans les décharges dakaroises...

agissante, de l'influence qui guérit" (T. Nathan). Nommer la responsabilité ne suffit pas toujours à guérir le patient. Certes, identifier la cause du mal peut engager un processus d'amélioration surtout dans les troubles psychiques ou psychosomatiques. Ainsi, le groupe, le village peuvent mettre en place un cérémonial, un palabre pour trouver la responsabilité du mal qui touche un de ses membres[17]. Dans ce domaine, les séances de guérison en groupe, parfois avec des confessions publiques sont des compléments aux rituels de purification et à la prescription de remèdes (M.N. Anderson). Ceci a été décrit de façon détaillée dans la cérémonie rituelle du *N'doep* chez les Lébou au Sénégal[18] et magistralement chez les Douala (dans la ville homonyme de Douala au Cameroun) par E. de Rosny, jésuite, mais aussi *nganga,* formateur lui-même de guérisseurs ; il est un grand témoin des pratiques de guérison en Afrique. Les cérémonies rituelles de guérison sont parfois complexes : elles peuvent combiner la musique, la danse, la possession par des esprits parfois avec l'aide de drogues psychotropes[19] et de diverses pratiques (R Arnaut). Ces cérémonies ont une fonction sociale large et ne sont pas uniquement consacrées à la guérison d'une personne ; les maîtres et les sectes d'initiés qui les conduisent interviennent pour toutes sortes de problèmes concernant la communauté (ce ne sont donc pas tout à fait des guérisseurs au sens de praticiens exclusifs).

- Par les objets magico-religieux[20]

L'exposition a montré des objets d'Afrique de l'ouest, et de l'est mais c'est en Afrique centrale (Congo-Brazzaville et République Démocratique du Congo) qu'on retrouve en nombre les objets les plus caractéristiques. Les objets à charge, parfois appelés *minkisi* (singulier : *nkisi*), sont une des multiples expressions de l'art de guérir. L'utilisation est intimement liée à la personne du devin-guérisseur ou *nganga*, sujet aussi respecté que craint car faisant l'interface entre le monde des vivants et le monde de l'invisible.

---

17 Notre secrétaire congolaise est ainsi allée traiter sa maladie migraineuse dans son village ; lors du palabre qui a suivi, le "responsable" s'est déclaré ; les migraines ont disparu.

18 Voir le témoignage sur les cérémonies N'doep.

19 Par exemple la plante *iboga* au Gabon.

20 Voir le repère sur les objets à charge.

Les fonctions de ces statuettes magico-religieuses sont innombrables, tantôt destinées à guérir, ou se protéger des maux du corps et de l'esprit, ou bien à combattre les agressions extérieures psychiques, par les mauvais esprits ou les sorciers. Elles sont à usage individuel ou communautaire. C'est ainsi le cas chez les Batéké, où le *matompa* visait à protéger le village de la trypanosomiase ou maladie du sommeil, véritable fléau dans ces régions reculées d'Afrique jusqu'au milieu du XXème siècle. La composition de la charge ou *bilongo* va en déterminer la fonction. La formule magico-religieuse ou médicinale est préparée par le *nganga* lui-même à partir d'ingrédients divers. Une fois chargés de ses "médecines"

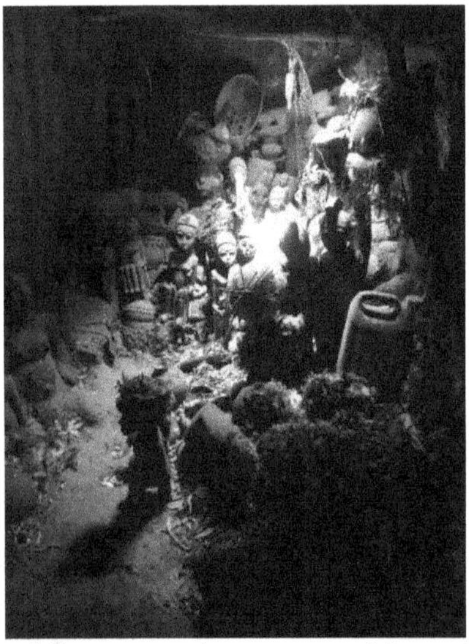

Autel domestique lobi avec objets chargés Kampti Burkina Faso © J. Barrier 2018

et autres ingrédients magiques, ces objets obéiront aux intentions et aux recommandations du *nganga* qui seul a le pouvoir de les maîtriser. Afin d'en maintenir les fonctions, ces objets recevront régulièrement des offrandes de sang, de noix de kola, ou diverses libations à base d'huile de palme, les recouvrant ainsi d'une véritable croûte sacrificielle plus ou moins suintante.

- Par les plantes

Le guérisseur est aussi le plus souvent un phytothérapeute. La végétation africaine est d'une grande diversité dans les forêts luxuriantes tropicales et équatoriales mais aussi en savane, sachant que le désert gagne du terrain dans le Sahel, ce qui va limiter à l'avenir certaines ressources médicinales[21]... Les plantes sont omniprésentes et accessibles, "sous la main" du guérisseur. La pharmacopée est de ce fait impressionnante. Prenons l'exemple des Gbaya en Afrique centrale, dans une petite communauté de quelques milliers d'individus à la frontière du Cameroun et de la Centrafrique. Ils utilisent plus de 700 plantes différentes, chaque famille pouvant avoir la pratique d'une ou de quelques plantes pour une maladie spécifique (P. Roulon-Doko). Pour l'utilisation des plantes, les représentations jouent aussi un rôle considérable : il peut exister un secret autour de la nature et de l'esprit de la plante avec des règles très strictes qui entourent toutes les étapes depuis les circonstances et le mode de la cueillette, la préparation et l'utilisation. Par ailleurs une même plante peut avoir une efficacité dans de multiples indications très différentes ; Il en est ainsi de *Securidaca*[22] plante médicinale utilisée du Sahel à l'Afrique du sud tantôt pour la toux, tantôt la bronchite, les maux de poitrine, les refroidissements, les maux de tête , la fièvre, la malaria, les inflammations, les maux de dents, les abcès, l'atteinte par le ver de Guinée, les saignements de nez, les maladies oculaires, les rhumatismes, les convulsions de bébés et une dizaine d'autres pathologies répertoriées par C. Delaude ! Ces indications peuvent varier d'une région à l'autre. Comment ne pas parler alors de plante magique ?

Les principes actifs sont loin d'avoir été tous étudiés dans des laboratoires scientifiques. Une même plante peut contenir plusieurs principes. Ailleurs, notamment au Burkina Faso le Département de Médecine Traditionnelle du Ministère de la Santé ne donnera de statut officiel à un tradipraticien que s'il se limite à quelques plantes qu'il est sensé bien connaître et manier.

---

[21] Robert Feiss rapporte dans ce livre la nécessité de créer des jardins médicinaux chez les dogon au Mali pour compenser la disparition d'origine climatique des plantes utilisées par les tradipraticiens psychothérapeutes (cf son témoignage).

[22] *Securidaca*, cette plante "magique" a été l'objet de la thèse de Clément Delaude, spécialiste en chimie analytique (voir référence bibliographique).

Presque tous les marchés ont leurs "pharmacies" parfois réduites à quelques tas de poudres, feuilles et écorces, pharmacie dite "par terre" ou "de poteau". Elles peuvent être plus structurées, avec des préparations végétales conditionnées par le vendeur ou des sociétés locales. Certaines se disent certifiées (?), d'autres ont manifestement une origine douteuse. L'automédication est une pratique usuelle. Le vendeur se prétend bien souvent guérisseur et peut donner un conseil au badaud.

Quelle évolution sociétale de la pratique traditionnelle ?

Depuis plusieurs décades de nombreux gouvernements africains reconnaissent officiellement l'intérêt de la médecine traditionnelle et surtout des herbes et écorces à visée thérapeutique. Ce n'est que justice si on se rappelle que nombre de médicaments utilisés au Nord, sont d'origine végétale depuis la très ancienne digitaline jusqu'à des anticancéreux utilisés actuellement (dont certains viennent du continent africain). L'industrie pharmaceutique s'intéresse donc à la pharmacopée africaine[23].

La reconnaissance professionnelle du guérisseur, donc du tradipraticien (permanent ou occasionnel) serait une étape sociétale importante. Elle est réclamée par de nombreux praticiens. Cette légitimation n'est pas facile à mettre en œuvre pour de multiples raisons. Ainsi, le statut social du guérisseur africain est variable : il s'agit souvent d'une pratique de voisinage sans statut professionnel (par exemple, le cultivateur ou le charpentier va prescrire telle ou telle plante dont il a l'habitude).

Comme dans toutes les professions, la rémunération s'impose. Mais si elle est souvent raisonnable, il peut y avoir un enrichissement plus ou moins exhibé et même un risque de charlatanisme et d'escroquerie comme l'a rappelé D. Fassin pour certains marabouts et guérisseurs affairistes. Parfois la guérison divine est la seule ressource de patients notamment au sein des "églises réveillées" dont les pasteurs peuvent avoir des pratiques

[23] Il existe un débat éthique sur le dépôt de brevets, donc les droits financiers concernant des principes actifs de plantes médicinales d'utilisation ancestrale par les *banganga* (sing. : *nganga*).

ambiguës[24]. A l'inverse, tout est possible jusqu'à la gratuité par altruisme et même le dépouillement.

La légitimation de la médecine traditionnelle sera un processus long et difficile en raison de la réticence des médecins formés dans le modèle occidental. Nous avons vu que le devin-guérisseur a une crédibilité importante dans les populations mais s'inscrit dans l'irrationnel scientifique. Ceci suffit à le décrédibiliser aux yeux de la médecine "officielle ". Par ailleurs, le soulagement rapide est demandé, ce qui n'est pas simple, et entraîne le changement fréquent de guérisseur (pour un soin plus efficace ou plus crédible). Tout ceci ne favorise pas leur reconnaissance sociale. Enfin, il n'existe pas encore de normes officielles de compétences même s'il apparaît dans certains pays des instituts reconnus de formation à la médecine traditionnelle. La confrontation avec la médecine conventionnelle est inévitable et les patients y sont favorables. Ils sont donc amenés de plus en plus à mettre en concurrence les deux systèmes. Il existe maintenant un "nomadisme" entre les systèmes de soins. La coexistence de l'offre de soins est souvent vécue comme positive et les dispensaires de médecine conventionnelle ne sont pas ignorés même dans les régions où la coutume est la plus forte. Pour relativiser, la pilule distribuée dans un dispensaire a aussi une haute valeur symbolique…

Pour autant la médecine conventionnelle africaine n'est pas exempte de défauts. La médecine scientifique est trop onéreuse. Les médecins conventionnels libéraux exercent de préférence dans les grands centres urbains. Les gouvernements ont des difficultés à imposer aux jeunes diplômés de s'installer comme médecins de premier recours en brousse ce qui nécessite un financement. Si les médicaments classiques des pays du Nord ne sont absolument pas négligés, leur coût élevé les réserve aux couches sociales favorisées[25]. Enfin la commercialisation non légale des faux médicaments est un problème majeur de santé publique[26].

---

[24] Voir le "Repère" sur les églises réveillées.

[25] Plus ils sont chers plus ils peuvent être considérés comme efficaces…

[26] Voir le chapître sur les faux médicaments : un problème majeur en Afrique.

Des relations fonctionnelles entre cette médecine et les pratiques traditionnelles sont indispensables pour la cohérence et la continuité des soins. En termes de santé publique, il n'y a pas d'autre solution que de s'appuyer sur les tradipraticiens. Quelle médecine traditionnelle ? Quel cadre de référence ? La médecine traditionnelle, selon l'OMS, se définit comme *"l'ensemble des connaissances et des pratiques, explicables ou non, utilisées pour diagnostiquer, prévenir ou éliminer des maladies physiques, mentales ou sociales et qui peuvent se fonder exclusivement sur une expérience et des observations passées transmises de génération en génération, oralement ou par écrit "*. Mais ce cadre est vaste, trop vaste, et la légitimation nécessiterait une définition plus précise au plan réglementaire. Le salut peut-il venir des praticiens eux-mêmes ? Nombre d'associations professionnelles (notamment PROMETRA[27]) s'organisent mais sans certification officielle donc sans pouvoir atteindre un niveau d'exigences suffisant. Certains pays s'y attèlent en créant des programmes nationaux de promotion de la médecine traditionnelle.

L'OMS nous interpelle en proposant un programme 2014 - 2023 visant à renforcer les connaissances sur la médecine traditionnelle, notamment les plantes, à renforcer l'assurance-qualité, la sécurité (réglementation, développement de compétences), à promouvoir la couverture sanitaire universelle en intégrant les services des tradipraticiens et l'auto-prise en charge sanitaire. A cet effet, l'OMS aide les états membres à définir et à mettre en œuvre un plan stratégique. Il reste à trouver les financements suffisants. Nous avons nous-mêmes défendu l'intégration de la médecine traditionnelle devant les responsables universitaires des facultés de médecine africaines. Certaines ont déjà créé des départements de médecine traditionnelle à l'instar des disciplines scientifiques. Il reste à créer des contacts, sinon des relations de confiance entre étudiants en médecine, praticiens conventionnels et traditionnels (c'est une nécessité d'efficience de la santé publique).

---

[27] Organisation internationale PROmotion des MEdecines TRAditionnelles, depuis 1971 (prometra.org).

La problématique sociétale a été explicitée lors des multiples conférences lors de l'exposition[28] et a trouvé son prolongement logique dans ce livre de synthèse.

Au total, il semble que des programmes d'action puissent être envisagés. En sus de l'intégration promue par l'OMS, des formations aux principes de la médecine traditionnelle, voire un apprentissage de coopérations avec ces praticiens "d'ailleurs" doivent être développés. Ces actions doivent contribuer aux compétences des professionnels de santé qui s'engagent dans des missions humanitaires à l'instar de R. Feiss et P. Knipper dont les témoignages sont rapportés dans ce livre. Dans les pays occidentaux, toute personne qui serait amenée à soigner des africains, notamment des migrants dans des consultations médico-sociales, doit comprendre qu'il existe ce système de pensée ayant sa propre logique, c'est à dire ayant sa propre rationalité et pouvant interférer avec les soins conventionnels.

Sources

-*M.N. Anderson La médecine traditionnelle africaine, ancêtre d'un certain Hippocrate in http://www.sentiers-de-sagesse.com et Regards Africains N°38, 1996*

-*T. Appelboom Traditionnal art of healing in Africa. Exposition au Musée de la Médecine Ed Université Libre de Bruxelles 2000*

-*R. Arnaut Prophètes et sorciers in L'Afrique du jour et de la nuit Ed Presses de la cité Paris 1976*

-*J. Barrier La place de la médecine traditionnelle et des tradipraticiens dans l'organisation de la santé dans les pays du sud Journées Universitaires Francophones de Pédagogie des Sciences de la Santé Cluj-Napoca Septembre 2014*

-*J.-P. T. Bidiar Rites de protection et de guérison de l'enfant chez les Bassari du Sénégal in Peuples du Sénégal Ed Sépia Saint Maur 1996*

-*S. Bouznah, C. Lewertowski Quand les esprits viennent aux médecins. 7 récits pour soigner Ed In Press Paris 2013*

-*A.-M. Boyer Baoulé Ed 5 Continents Milan 2008*

-*C. Delaude Afrique, guérisseurs, plantes médicinales et plantes utiles Ed Maisonneuve et Larose Paris 2004*

-*E. de Rosny L'Afrique des guérisons Ed Kathala Paris 2010*

-*Y. Etiembre in http://www.regardeloigne*

-*A. Epelboin Collection ALEP : amulettes et objets magiques collectés dans les ordures (Mbebess Joal, Mbour, Sénégal, Afrique, Europe) 1983-2014*

[28] Une dizaine de conférences, captées et bientôt disponibles sur le site MUVACAN.org

-D. Fassin *Pouvoir et maladie en Afrique* Ed Presses Universitaires de France Paris 1992

-C. Henning, K.E. Müller, U. Ritz-Müller *Afrique. La magie dans l'âme. Rites, charmes et sorcellerie* Ed Könemann Cologne 1999

-J. Kerharo, A. Bouquet *Sorciers, féticheurs et guérisseurs de la Côte d'Ivoire - Haute Volta. Les hommes, les croyances, les pratiques. Pharmacopée et thérapeutique.* Ed. Vigot Frères Paris 1950

-C. Konqui *Traversée des mondes, art et médecine en Afrique (dossier pédagogique)*, Fondation Claude Verdan Lausanne Suisse

-P. Laburthe-Tolra *Initiations et sociétés secrètes au Cameroun. Essai sur la religion beti* Ed Karthala Paris 1985

-A. LaGamma *Art and oracle. African art and rituals of divination* Ed HN Abrams New York 2000 (Exposition au Metropolitan Museum of Art 25 avril - 30 juillet 2000

-L. Mair *La sorcellerie* Ed Hachette Paris 1969

-T. Nathan, I. Stengers *Médecins et sorciers* Ed Institut d'édition Sanofi- Synthelabo Paris 1999

-Organisation Mondiale de la Santé : *Stratégie de l'OMS pour la médecine traditionnelle 2014 – 2023*

-Y Parès *La médecine africaine. Une efficacité étonnante. Témoignage d'une pionnière* Ed Yves Michel Barret-sur-Mérouge 2004

-A. Pataux *Cœur blanc et ventre blanc. Fétiches et féticheurs* Ed Gourcuff Gradenigo Montreuil 2010

-J. Pemberton III *Divination in Sub-Saharian Africa* page 10 -21 in A LaGamma *Art and oracle. African art and rituals of divination* Ed HN Abrams New York 2000

-C.-H. Pradelles de Latour *Le crâne qui parle* Ed EPEL Paris 1997

-P. Roulon-Doko *Prise en charge de la maladie en milieu traditionnel, le cas des Gbaya de Centrafrique (étude ethnolinguistique)* XIV Colloque MEGA-Tchad l'Homme et la santé dans le bassin du lac Tchad, Bayreuth Allemagne 2010

-M. Sanou. *Développement d'une méthode de communication entre la médecine traditionnelle et la médecine conventionnelle dans la prise en charge de la douleur en odontologie.* Thèse d'université, Nantes (2012).

-R.F. Thompson *Flash spirit. African and afro-american Art and philosophy.* Ed First Vintage Books Edition New York, Toronto1984

-M. Tobia-Chadeisson. *Le fétiche africain. Chronique d'un malentendu.* Ed L'Harmattan Paris 2000

-R. Walker, R. Sillans *Rites et croyances du Gabon* Ed Présence africaine

Témoignage

Parole et protection des villages africains. Conte sénoufo sur "l'origine des maladies"

Rémi Fruchard, Pierre Boutin

Préliminaire : plus de 200 contes senoufo ont été collectés par Rémi Fruchard, alors médecin coopérant dans les années 1970. Il a exercé dans la région de savane de Korhogo (nord de la Côte d'Ivoire). Pierre Boutin (EHESS- EPHE IV) a passé 35 ans en pays sénoufo de Côte d'Ivoire, dont il parle la langue.

Ces contes ont été traduits et transcrits en français par les informateurs, ce qui explique que leur texte soit marqué par le "français d'Afrique". Ces textes ont été utilisés dans un travail universitaire antérieur[29].

Voici le récit qui explique l'origine des maladies :

"Autrefois, lorsque quelqu'un était malade, s'il devait sortir de chez lui, il laissait la maladie, comme on dépose un vêtement. Et lorsqu'il rentrait, il la renfilait. C'était un seul être qui portait toutes les maladies du monde, et celui-là, on l'appelait Sologo.

Un jour, le roi du pays est mort et on a commencé ses funérailles, qui devaient durer deux semaines.

Alors Sologo a ôté toutes les maladies qu'il portait. Il les a rangées dans sa maison et est parti aux funérailles. Il y est resté pendant les deux semaines.

Comme le temps leur semblait long, les maladies se sont irritées de son absence. Elles sont parties à sa rencontre sur la route et elles chantaient :

"Nous avons vu Sologo, nous avons vu Sologo".

Quand les funérailles se sont terminées, les villageois sont rentrés chez eux, mais les maladies se sont abattues sur ceux qu'elles croisaient.

---

[29] BOUTIN Pierre et FRUCHARD Rémi. 1977. *Hyène dans les contes sénoufo.* Paris : EHESS : mémoire présenté pour l'obtention du diplôme de l'École des Hautes Études en Sciences Sociales sous la direction de Denise Paulme, 272 p.

Quand une maladie en frappe un, ou bien il tombe gravement malade, ou bien il meurt... À un certain moment, les maladies ont enfin rencontré Sologo, qui était au milieu d'un groupe de gens. Alors elles se sont mises à chanter :

"Nous avons vu Sologo, nous avons vu Sologo".

Mais les maladies qui restaient sans porteur étaient les plus graves. Ces maladies, si l'une d'entre elles t'attaque, aucun guérisseur ne va pouvoir te soigner, même les docteurs blancs.

C'est depuis ce jour qu'on ne peut plus enlever les maladies pour les ranger à la maison avant de voyager.

Si une de ces maladies restantes t'attaque, tu ne vas pas pouvoir l'enlever comme avant, et c'est ce qui va te tuer...

C'est de la faute à Sologo qui est parti faire des funérailles et y est resté trop longtemps et qu'il a laissé les maladies seules..."

Commentaires de P. Boutin

- Ce conte est une chantefable : un récit entrecoupé de refrains chantés. Chez les Sénoufo, ce genre oral est cultivé par les jeunes personnes : les jeunes femmes en particulier qui excellent à lancer les ritournelles qui ponctuent le récit et mobilisent l'intérêt du public.

- Le temps excessif consacré aux funérailles est un thème récurrent de critique sociale. Ce n'est pas parce que les funérailles d'une autorité peuvent durer un certain temps qu'il faut y demeurer tout le temps, à moins d'exercer une fonction liée au rituel. On vient aux funérailles pour un jour ou deux. Celui qui se déplace présente le pagne funéraire dont il est le porteur, il accompagne le groupe musical du *poro* de son village puis regagne son village, où de multiples activités l'attendent. Seul un glouton comme Hyène reste aux funérailles, afin de se goinfrer de la viande des bovins sacrifiés à cette occasion.

- Autrefois se réfère au temps mythique, à l'époque d'un passé anhistorique où les fonctions sociales étaient équilibrées. Et ce, avant que l'entrée dans le temps des hommes n'introduise une dégradation de la situation initiale théorique, qui se perpétue de nos jours.

- L'idée qu'un seul être puisse porter toutes les maladies et qu'elles soient amovibles "pour cause de voyage" minimise leur nocivité. Dans le "temps du mythe" les maladies ne sont que des affections temporaires que l'on pose ou reprend sans autre conséquence qu'une gêne transitoire. Les maladies du temps des hommes, elles, sont invalidantes, voire même mortelles.

- Le responsable d'une pérennité de la maladie est *Sologo* "Hyène". Ce protagoniste des contes se présente souvent comme le partenaire négatif du héros (Lièvre). Plus rarement, il exerce seul, comme initiateur d'un changement social ou culturel, ou comme démiurge brouillon. Il est alors le bouc émissaire que l'on juge responsable de la dégradation d'un état initial présumé équilibré[30].

- Sologo est celui qui est réputé "gâter toutes les bonnes affaires". Lui en confier une est donc risqué, voire inconscient.

- Pourtant, en faisant passer l'homme du temps mythique au temps de l'histoire, il a un rôle culturel éminent. Il exerce la fonction de héros civilisateur faisant passer le monde de l'ère du mythe au temps des hommes. En cela, son rôle est analogue à celui du "Renard pâle" de la mythologie dogon.

---

[30] Il joue de rôle du décepteur, de personnage trompeur qui déçoit, qui ne répond pas aux attentes (en anglais trickster) dans notre collection de récits oraux.

La représentation de la maladie sur les objets dans les Arts d'Afrique, garde-fou ou outil de guérison?

Valérie Le Nghiem

La notion de "maladie" est dans toutes les cultures, indissociable des croyances liées à leur conception du monde et de la vie elle-même. En Afrique traditionnelle, la vision du monde s'organise autour des relations entre le monde visible et le monde invisible. Le monde visible est une réalité palpable autour des hommes vivants qui comprend la faune, la flore ainsi que les objets inanimés comme les pierres, l'eau, le vent etc. Le monde invisible, quant à lui se compose de l'univers des ancêtres morts qui continuent d'intervenir dans le monde des vivants ainsi que de celui des esprits qui mènent une existence indépendante mais habitent chaque être et objet.

Chaque être, chaque objet, est donc le réceptacle dans lequel s'incarne une puissance, une force invisible (esprit, ancêtre, etc.). L'objet ainsi habité, devient, au même titre que les rêves, un intermédiaire entre le monde des vivants et celui des morts, entre le monde visible et le monde invisible. Chacun tient une place déterminée dans l'univers. Les perturbations et déséquilibres de cette harmonie provoquent des désordres à la fois physiques, psychiques et sociaux qui mettent en danger l'individu, sa famille (au sens large) et toute la communauté.

La maladie est le reflet de ces perturbations. Tout acte d'infraction, de négligence ou de mépris envers les lois, les ancêtres et les esprits est susceptible d'engendrer des maladies. Dans la conception traditionnelle africaine, la maladie est donc, une manifestation de l'effet d'une action intentionnelle d'un autre à travers le malade. Les causes de ces pathologies sont de fait à rechercher dans les relations du patient avec son environnement social et physique. Elles sont aussi variées que la violation d'un tabou, l'offense à un esprit ou un ancêtre, la vengeance, la transgression, la négligence d'un culte ou l'attaque de sorciers.

Pourquoi représenter ces "maladies" sur des objets ?

Prévention de maladies et outils de guérison ?

Le corpus des représentations est très large et puise son inspiration dans le vaste répertoire des maladies présentes sur le continent africain. Mais toutes les maladies qui sévissent en Afrique ne sont pas illustrées sur les objets, ou, si elles le sont, nous ne pouvons pas les identifier sans aide. En revanche de nombreuses sculptures montrent des symptômes ou des malformations pas toujours réalistes mais explicites. Ces objets ne sont donc pas utilisés dans la transmission du savoir lié à la formation des médecins traditionnels. Il faut alors chercher ailleurs l'intérêt et l'utilité de ces représentations.

En effet, la mise en image[31] de la maladie permet de rendre visible ce qui effraye pour mieux le combattre et le neutraliser en exerçant un contrôle sur l'esprit qui s'incarne dans la figure. Donner une forme au mal à travers un objet ou un masque est une façon d'appeler à la guérison.

La représentation de la maladie peut être utilisée à la fois comme un garde-fou afin de prévenir les ruptures d'équilibre, mais aussi comme un outil de guérison une fois la maladie installée afin de rétablir l'harmonie. Utilisés comme garde-fous, ces objets représentant les maladies servent très souvent un but didactique ou moralisateur. Mais la mise en garde n'est pas toujours suffisante et pour se prémunir contre la maladie il faut également faire intervenir des objets protecteurs[32]. Nul n'est à l'abri d'une attaque de sorciers ou d'êtres malveillants. C'est pourquoi parmi les objets garde-fous, certains sont utilisés à des fins spécifiques de protection. D'usage privé ou communautaire, ils peuvent être la propriété d'un

[31] L'usage de termes comme représentations, illustrations, images font référence à "la mise en image de la maladie ou de ses symptômes apparents" et non à l'objet support de ces représentations (masques, statues, fétiches etc.) qui lui, est une manifestation, une incarnation d'une puissance invisible.

[32] Voir le Repère : Amulettes, talismans et gris-gris.

guérisseur, d'une famille ou d'une société secrète, porteurs d'un ou plusieurs symptômes, d'une seule ou de plusieurs maladies.

Les représentations sur les masques et les statuettes offrent une large gamme de **déformations physiques** causées par la maladie et le déséquilibre mental. Beaucoup de ces objets sont utilisés pour mettre en garde contre le comportement antisocial. Ceci est particulièrement vrai des masques qui sont dansés lors des performances d'enseignement ou lors des cérémonies visant à rappeler les règles et leurs responsabilités aux membres de la communauté.

Ces images de déformations représentent des **forces négatives ou des esprits malveillants qui interviennent quand les valeurs morales sont transgressées**. Ces représentations dépeignent des symptômes invalidants comme la paralysie faciale, la destruction du nez et de la face qui permettent d'évoquer différentes pathologies comme la lèpre, la syphilis, le cancer, le pian. Ces masques soulignent les rapports étroits entre la maladie et la conduite déviante.

- Ainsi les Makondé[33] possèdent des masques aux déformations impressionnantes. Que ce soient les masques faciaux de Tanzanie ou les masques heaumes du Mozambique, ils montrent des visages atteints d'une paralysie des muscles et du nerf facial évoquant les ravages dus à des tumeurs, à la lèpre ou à la syphilis. Ce type de masque appartient à la catégorie des masques *mapico* dansant pour le retour des initiés masculins. Au cours de ces danses *mapico*, les esprits des ancêtres bienveillants et malveillants viennent s'incarner dans les masques. Dansées par des adultes initiés de sexe masculin, ces représentations d'ancêtres connus et célèbres, interviennent à des fins d'enseignement. Les masques de maladie symbolisent les ancêtres immoraux et capricieux : la laideur morale est ainsi indiquée par les déformations liées à la paralysie faciale. Néanmoins, à l'heure actuelle, ces mascarades ressemblent plus à des mises en scène théâtrales voire caricaturales de personnages typiques.

---

33 Population vivant en Tanzanie et au Mozambique.

- Les Pendé[34] créent des masques qui montrent des caractères pathologiques. Leurs danses lors des festivals illustrent les différents types humains et certains défauts. Le clown apparaît parfois avec un ventre énorme et une hernie scrotale, d'autres masques exhibent une verrue au coin de la bouche ou des marques de variole.

Mais le masque maladie pendé le plus célèbre et emblématique se rencontre chez les Pendé centraux, qui vivent dans la région située entre Kwilu et Lwange : c'est *mbangu*, un masque à déformation faciale. Bicolore et asymétrique, il présente un côté blanc sain et un côté noir déformé avec une bouche et un nez tordus, des traces de variole près de la paupière. Connu sous le nom de masque de l'épileptique tombé dans le feu, il évoque la cicatrice de quelqu'un tombé dans le feu à cause d'une crise d'épilepsie déclenchée par les flammes vacillantes du feu. L'opposition des couleurs blanches et noires dans cette face déformée illustre le combat contre la maladie, évocation de l'image d'un masque en cours de guérison[35] avec un côté blanc intact rappelant le Kaolin utilisé au cours des rituels de guérison et un côté noir à physionomie agressive symbolisant la sorcellerie et la maladie.

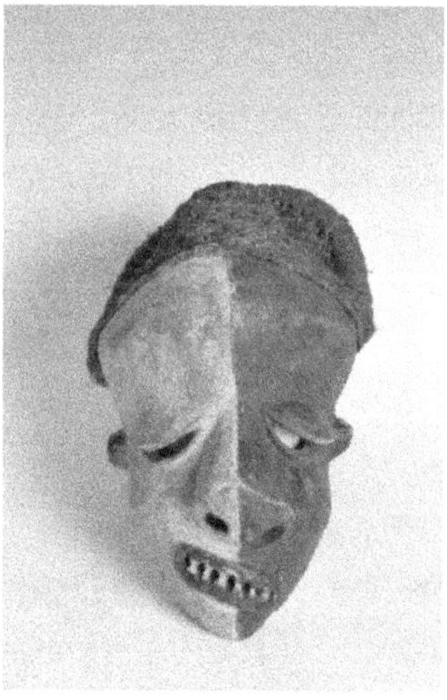

Comme tous les masques pendé en bois, *mbangu* dansait autrefois lors des cérémonies qui marquaient la fin des rites d'initiation. Aujourd'hui, ces mascarades jouent un rôle plus festif et dépeignent les différentes catégories sociales. À chacun des personnages correspondent un chant et une danse spécifique. *Mbangu* représente un chasseur connu et très apprécié frappé soudainement d'une paralysie faciale. Les

[34] Population qui vit dans la province du Kasaï-Occidental en République démocratique du Congo, ainsi qu'en Angola d'où elle est originaire.
[35] Z.S.Strother 2008.

Pendé pensent que l'individu est victime d'un sorcier ou ensorcelé par un rival qui, par jalousie, lui inflige la maladie.

Lors des performances, le masque *mbangu*, bossu, danse avec une flèche plantée dans sa bosse. À la fois proie et chasseur, il évoque par sa danse, son désir de poursuivre les sorciers et de nuire à ceux qui lui ont causé du mal. Son chant[36] invite le public à la tolérance car nul n'est à l'abri et la maladie peut frapper n'importe qui n'importe quand. La danse de *mbangu* incite les individus à reconsidérer leur attitude face à leurs propres malheurs mais aussi face à la maladie d'autrui. Le masque dépeint la soudaineté de l'attaque maléfique qui, comme un éclair, peut surgir sans s'annoncer. Les spectateurs voient d'un seul coup un des leurs frappé d'impuissance et incapable de chasser le sort qui a été jeté sur lui.

- En Afrique de l'ouest les masques représentant des pathologies sont nombreux chez les Ibibio du Sud-Est du Nigeria. Parmi les thèmes récurrents, on retrouve la rhino-pharyngite mutilante ou gangosa, la paralysie faciale, noma, des tumeurs et des becs-de-lièvre. Par ailleurs, les patients atteints de gangosa sont désignés par les Ibibio anglophones comme des "sans nez".

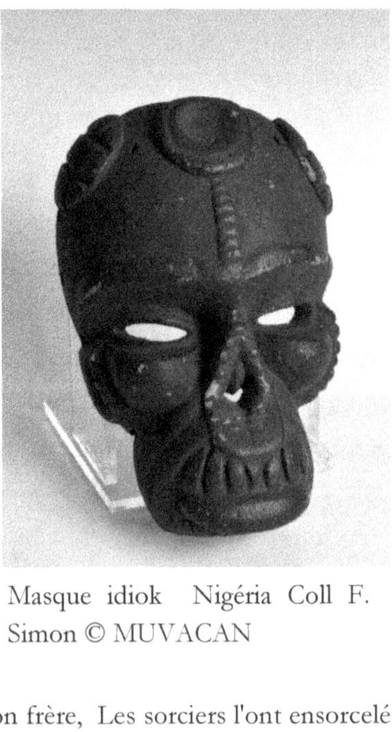

Masque idiok Nigéria Coll F. Simon © MUVACAN

Pour ce peuple, la société *Ekpo* qui joue un rôle politique, législatif, judiciaire et religieux important possède de nombreux masques dont ces masques maladies dits *idiok ekpo*[37]. Lors d'une cérémonie annuelle, les masques de la société *ekpo* dansent pour commémorer

36 Ne te moque pas de ton voisin, Ne ris pas de ton frère, Les sorciers l'ont ensorcelé (Z.S. Strother)

37 Idiok = laid

les ancêtres. Les "beaux masques" représentent les "bons" ancêtres qui peuvent aider leurs descendants tandis que les masques *idiok* symbolisent la réincarnation d'ancêtres immoraux. Vêtus de costumes de raphia teints en noir, ils portent des armes, et dansent d'une manière erratique et agressive. Ils causent beaucoup de destruction. La noirceur morale de certains ancêtres se traduit par les déformations volontaires du masque illustrant les ravages de maladie comme la lèpre. Ils se veulent le reflet de ces comportements asociaux. Ces masques ne sont pas utilisés pour effrayer les démons mais pour avertir le public de ce qui peut lui arriver, s'il enfreint les règles. Ces masques noirs grotesques, laids et déformés représentent des êtres qui sont morts de la mauvaise manière (socialement indésirable : meurtre ou suicide, des êtres qui ont volé des objets sacrificiels, des personnes exécutées pour un crime, ou qui sont mortes sans parents). Ces esprits rebelles sont condamnés à errer, toujours sans-abri, dans la nuit. Ils sont connus sous le nom "d'*idiok ekpo*" ou âme damnée car ils peuvent infliger maladie et malheur à tous ceux qui s'écartent du droit chemin.

- Chez les Yoruba, qui vivent au Nigeria sur la rive droite du fleuve Niger[38], les masques *idan* symbolisent l'étranger et présentent un visage affublé de deux joues déformées par des tumeurs. Ce caractère, traité de manière satyrique et ambigu représente une personne malade souffrant de déformations faciales. "*Idan*" est un des nombreux masques qui dansent lors des mascarades *egungun* des Yoruba pour rendre hommage aux morts. Par ce culte, on va demander aux défunts, paix et bien-être. Les masques *egungun* sortent pour des occasions précises comme les mariages, les naissances, les baptêmes, le décès d'un de leurs membres ou même lors de l'inauguration d'une maison. Les ancêtres défunts sont conviés lors d'un festival annuel, et apportent leur bénédiction aux malades.

Quel est donc le pouvoir de la **laideur** et son lien avec les comportements "mauvais ", "déviants" ? La laideur est ainsi associée aux "maux physiques" de la maladie mais aussi aux "maux moraux" du

---

[38] Les Yoruba sont également présents au Bénin, Ghana et Togo.

psychisme et de la société. Surprenant ? Pas tant que cela si l'on considère que la laideur, par opposition à la beauté, se définit comme l'expression du désordre, du déséquilibre, de la disharmonie. Or la maladie dans toutes les formes de ses manifestations (physique, psychique, morale et sociétale) est le reflet de ces désordres, de la rupture des équilibres.

- Les Lobi du Burkina Faso représentent les esprits qui les entourent par des sculptures féminines et masculines appelées *bateba*. Ils pensent que ces esprits de la nature s'incarnent dans les sculptures et contrôlent ainsi les forces de la nature comme le vent, la pluie et la sécheresse. Certaines peuvent provoquer des maladies, mais peuvent aussi les guérir. Les *bateba* ont des pouvoirs de protection et de guérison. Leurs poses reflètent les besoins spécifiques des individus ou de la famille. Une figure assise représente un *bateba* paralysé qui garde la maison pendant que les *bateba* non paralysés sont à l'extérieur. Celles avec deux têtes et deux corps sont plus puissantes car elles cumulent leurs dons et sont plus clairvoyantes que celles qui ne possèdent qu'un seul corps et une seule tête.

- On retrouve des statuettes de protection dans beaucoup de cultures. Certaines affichent clairement des déformations et des symptômes de maladie comme la lèpre. Par exemple une statuette chamba[39], des bandages autour du cou et des pieds, affiche des lésions du nez, tandis que des petites statues yaka[40] au ventre gonflé expriment leur souffrance.

- Les Bamiléké, vivant à l'ouest du Cameroun, utilisent des petites statuettes de 5 à 60 cm de haut appelée *mu'po*. Elles appartiennent à des devins et des guérisseurs qui sont membres d'une société secrète, le *Kun'gan*. *Kun'gan* joue de nombreux rôles : religieux, agraire, sanitaire, magique, ésotérique, funéraire et parfois militaire. Ses membres sont des magiciens capables de détecter les mauvais sorts et de les combattre.

Le plus souvent en bois mais parfois en ivoire ou même en pierre, les

---

[39] De Buck 2013

[40] Ibid.

statuettes ont un rôle multiple. Ces figurines représentent les patients qui étaient ainsi traités à distance mais elles pouvaient également foudroyer les sorciers malveillants. Elles participent donc au processus thérapeutique et à la guérison. Elles servent de catalyseur magique. Elles représentent souvent des personnages debout les deux mains sous le menton en signe de méditation et de sagesse, le ventre gonflé, femme enceinte ou ascite ? Certaines *mu'po* montrent des symptômes pathologiques, comme le goitre ou l'ascite et même des jambes bandées. Des substances magiques peuvent être introduites dans des cavités ou ajoutées par l'intermédiaire de ceinture de tissu ou de cuir appliquée sur la statuette.

On distingue deux types de statuettes, les grandes *mu'po* (30 à 60 cm) et les petites (5 à 20). Les premières sont apportées par le praticien avant le rituel puis exposées, tandis que les secondes sont portées dans la main droite des membres masqués qui défilent pour conjurer un sort ou une maladie.

- Chez les Hemba[41], les statuettes *kabeja* sont l'apanage des chefs et des devins. Elles sont utilisées dans la vénération de l'ancêtre fondateur, la divination et les rites de guérisons. Un logement est souvent prévu dans le dessus de la tête pour servir de réceptacle aux substances médicinales. Cette figurine se présente sous la forme d'une statuette janus qui sur un tronc et un cou commun présente deux personnages, un homme et une femme. Peut-on parler d'une image de siamois ? Cela renverrait peut-ê*tre* au mythe originel et fondateur des clans Hemba ? Le pouvoir magique du *kabeja* repose sur le meurtre rituel qui apaise la violence originaire désordonnée, destructive de la communauté. La représentation est fondée sur le mythe selon lequel un homme *(makua)* et une femme *(abeja)* auraient donné naissance à un enfant anormal doté de deux têtes, quatre bras et quatre jambes.

---

[41] Peuple d'Afrique centrale vivant au sud-est de la République Démocratique du Congo.

- On trouve encore chez les Kanyok[42] des figures de femmes accroupies se tenant le ventre pour indiquer qu'elles souffrent de dysenterie.[43]

- Lorsque ces objets de protection sont destinés à lutter contre une maladie particulière, leur usage est parfois aisément identifiable. Ainsi, face aux épidémies de variole qui sévissaient, les populations de la République Démocratique du Congo comme les Songyé ou les Kanyok réalisaient des sculptures en bois couvertes de clous en cuivres ou de chevilles en bois pour se protéger.

Mais la grande variété des figures protectrices représentant des maladies ne permet pas toujours de déterminer si ces représentations protègent contre la **maladie en général** ou uniquement contre celle dont elles sont l'illustration. En revanche quand les figures incarnent plusieurs symptômes qui se raccrochent à différentes maladies, on peut supposer que l'objet exerce sa protection sur la Maladie en général.

Ainsi les Pendé utilisent-ils un type de statuette maladie qui concentre à elle toute seule plusieurs maladies dont un goitre, une paralysie faciale, un sein plus haut que l'autre. Elle est utilisée pour éloigner et contrôler les maladies du corps et de l'esprit. Cette figurine est un objet communautaire qui est conservé à l'intérieur de la maison rituelle du chef de village.

Figures de protections et objets didactiques ne sont pas les seuls supports pour la maladie et ses représentations. Elles sont également présentes sur des objets qui interviennent dans le traitement de ces maladies, même si la représentation elle-même n'entre pas dans le processus de guérison. Ces objets utilisés comme outils de guérison, s'attaquent non plus au risque mais à la maladie installée.

---

42 De Smet 1999.

43 Les Chamba vivent au Nigeria le long de la frontière avec le Cameroun, les Yaka et les Kanyok en République Démocratique du Congo.

Provoquer ou guérir : un artefact au pouvoir ambivalent

Certaines figurines à usage thérapeutique témoignent par leur forme de la maladie qu'elles combattent. D'usage ambivalent, elles peuvent être utilisées dans les soins et la prévention de la maladie mais aussi **pour la provoquer**.

- C'est le cas d'une petite statuette en bois tsogho du Gabon qui est conservée au musée du quai Branly. Elle présente tous les signes de la trypanosomiase africaine ou maladie du sommeil. Une femme décharnée se tient debout sur un sifflet en forme de corne de gazelle. Son long cou déformé soutient une tête au visage en forme de cœur. Le tronc aux côtes saillantes, les seins en forme de pies de chèvres, les jambes osseuses évoquent l'importante perte de poids qui accompagne la maladie du sommeil. Cette statuette magique est portée par le praticien qui l'utilise aussi bien pour guérir et protéger que pour infliger la maladie.

- Les Yaka utilisent les mêmes statues magiques ou *mbwoolo* pour restaurer la santé et infliger la maladie. Ces statuettes en bois acquièrent leur pouvoir magique par contact avec des décoctions de plantes et d'os d'animaux : elles deviennent alors des "médicaments poisons". Certaines statues *mbwoolo* montrent les symptômes caractéristiques de la pathologie qu'ils doivent guérir ou infliger.

Mystérieux objets de fouille

Des exemples divers montrent des objets aux représentations surprenantes dont nous n'avons pas encore percé le mystère. Les **fouilles archéologiques** attestent de cette pratique.

- Dans la culture Nok du Nigeria (500 av. JC à 300 ap. JC), on trouve des terres cuites[44] composées de deux têtes sur un seul corps combinant la malformation de naissance qui évoque des siamois et des déformations causées par la maladie. Une des têtes présente une bouche déformée vers

---

[44] De Buck 2013.

la gauche et un œil manquant tandis que la seconde exhibe des traits rongés par la lèpre.

Les différents fragments de poteries mis à jour dans trois sites archéologiques d'Ifé au Nigéria montrent des déformations très variées qui évoquent des pathologies comme le rachitisme ou l'anencéphalie. Ils pourraient avoir été utilisés comme outils de guérison. Il semblerait que ces trois sites, Obalara, Olokun Walode et Osangangan Obamakin, qui servaient de refuge aux malades, aient été des sanctuaires dédiés à Owinni, un ancêtre déifié. Le modelage des images de maladie peut-il avoir fait partie du traitement ? Certains fragments font référence à des maladies et des symptômes très précis comme le fragment de deux pieds d'une seule figure montrant des signes de rachitisme[45], ou un défaut de naissance comme les pieds bots, un visage dont les yeux protubérants suggèrent la description d'une maladie congénitale fatale, l'anencéphalie. D'autres par contre s'attachent à des pathologies plus générales, illustrant peut-être plus un concept qu'une pathologie avec un visage encadré par des oreilles disproportionnées. Dépeint-il un défaut congénital et/ou symbolise-t-il des pouvoirs de perception exceptionnels permettant de communiquer avec le monde des esprits ?

Selon la croyance Yoruba, maladies et malheurs sont causés soit par des forces divines soit par des interventions humaines. Les enfants qui naissent avec des malformations (anencéphalie, bosses, déformations, orteils surnuméraires, albinisme etc.) sont considérés comme ayant été touchés par la main du sculpteur divin Obatala. En revanche les maladies qui surviennent au cours de la vie doivent être interprétées comme des attaques provenant d'un ennemi.

Par ailleurs, l'existence de certaines images dans les sanctuaires laisse supposer que les sacrifices humains participaient des rituels de guérison. En témoigne une figure en terre cuite[46] qui représente un homme aux

[45] Drewal 2010

[46] Fragment de terre cuite retrouvée dans le site d'Olokun Walode.

testicules élargis dont les chevilles (l'une est interrompue) semblent être attachées avec une corde ou une chaîne. Les deux cornes de buffle accrochées autour de son cou suggèrent un contexte rituel, qui implique éventuellement un sacrifice. La sculpture est une image réaliste d'éléphantiasis, observable dans le stade ultime de filariose lymphatique. Elle évoque une créature sacrifiée aux dieux, en particulier Obatala, dieu artiste qui a façonné les gens avec de l'argile.

Dans quel cas les patients étaient-ils soignés, offerts en sacrifice ou dédiés au service de la divinité ? Etait-ce défini lors de séances de divination ?

- À Djenné-Djeno[47] , dans le delta inférieur du Niger, les chercheurs Roderick et Susan Mc Intoch ont mis à jour près de 800 terres cuites de style homogène mais dont les fonctions demeurent mystérieuses. De nombreuses figures sont agenouillées, couvertes de pastilles de terre cuite évoquant des pustules. D'autres statues présentent des déformations au niveau du cou pouvant évoquer un goitre ou même des abcès. "Simple" conjuration de maladie ? L'hypothèse retenue actuellement est effectivement celle d'une fonction prophylactique des statuettes.

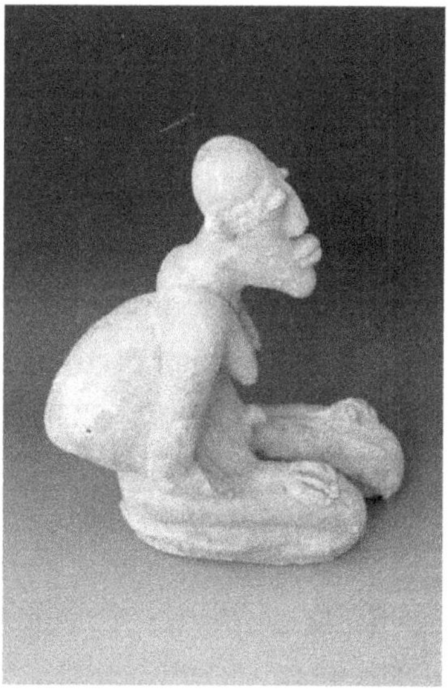

Terre cuite de Djenné (gibbosité, mal de Pott) © Musée de la médecine de l'Université Libre de Bruxelles

[47] Découverte en 1943 par Théodore Monod à trois kilomètres au sud de Djenné, d'une large butte appelée Djenné Djeno , site de l'ancienne Djenné dont l'apogée se situe au XIIIème siècle et qui fut abandonnée au XIVème siècle.

Récipients de médicaments

Dans le bassin supérieur de la Bénoué, les **récipients** en terre cuite jouent un rôle actif dans le traitement des maladies mais ils sont également porteurs d'une fonction symbolique. Leur décoration, en transformant la surface, active leur efficacité. Ces récipients invoquent et soumettent les forces qu'ils attirent et contiennent.

Au cours de rituels thérapeutiques, les devin-guérisseurs transfèrent les esprits de la maladie du patient dans un pot en céramique spécifique. Une fois le transfert effectué, ces pots devenus dangereux sont abandonnés. La plupart de ces récipients ont une forme vaguement humanoïde et évoquent les symptômes physiques ou des manifestations psychologiques des maladies qu'ils sont censés guérir. Chez les Cham-Mwana[48], seuls les hommes peuvent modeler ces récipients destinés à diagnostiquer et guérir. Autrefois, le guérisseur sculpteur était spécialisé dans une seule maladie mais depuis les années 1980, les guérisseurs produisent de multiples sortes de pots. Dans un premier temps, le devin détermine les causes de la maladie à l'aide de ses propres pots à esprit, puis il envoie le "patient" à un potier spécialisé qui est expert de la maladie diagnostiquée et compétent pour réaliser le pot répondant aux besoins. Ils se mettent d'accord sur un prix et la poterie est réalisée. Ce pot nouvellement façonné est apporté au devin qui le charge de pouvoirs magiques avec des incantations et des libations de sang de poulet.

Par exemple, le *kulok-kulok* est un pot avec deux branches qui partent horizontalement. Ces deux bras sont couverts de piquants. Il est destiné à guérir les problèmes rénaux comme des calculs. La forme capture la douleur avec cette rangée de vertèbres aiguisées.

---

[48] Peuple d'Afrique de l'Ouest établi au Nigeria, dans la vallée de la Gongola, principal affluent de la Bénoué.

Le *gando* qui aide à lutter contre les vomissements est un pot long et étroit avec une bouche grande ouverte. L'allongement capture la force ascendante des régurgitations.

Le *sujang* agit lui sur les désordres bronchiques. Sa forme d'étrier fait écho à l'arbre bronchique.

Chez les Longuda[49], le récipient que l'on utilise pour diagnostiquer, guérir et prescrire s'appelle *kwandalowa*. Les formes dépendent des maladies et il existe des exemples spécifiques qui sont associés à la malaria, dysenterie, coqueluche, morsures de serpents, stérilité, lèpre et folie.

Le devin utilise de récipients de sa propre collection pour établir le diagnostic et prescrire les remèdes. Mais il va créer de nouveaux récipients pour son patient afin de transférer l'esprit responsable de la maladie dans la poterie qui devient le corps de la maladie puis son remède.
Pendant la consultation le corps malade est touché par l'argile qui servira à façonner le récipient.

Les illustrations de maladie sont également présentes sur des récipients ou des contenants. L'image en elle-même peut être le contenant mais n'entre pas forcément dans le processus de guérison.

En Tanzanie, les Makondé conservent les médicaments liquides et les huiles dans des **calebasses et des gourdes** obturées par des petits bouchons qui permettent d'identifier leur contenu. Ces miniatures représentent une grande variété de sujets anthropomorphes et parfois zoomorphes. Une paire de bouchons représente deux individus : un en bonne santé et l'autre atteint de paralysie faciale.

---

[49] Population d'Afrique de l'Ouest vivant à l'est du Nigeria, dans la haute vallée de la Bénoué, entre les monts Muri et la rivière Gongola, principal affluent de la Bénoué.

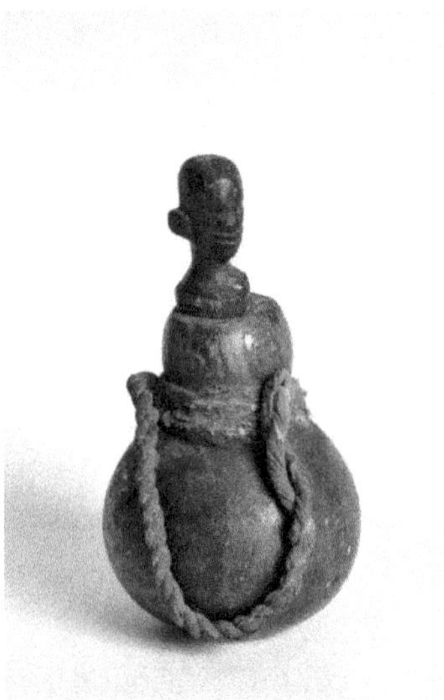

Fiole médicinale makondé Mozambique Coll. part.© Muvacan

Les Bena Lulua[50] possédaient des petits **mortiers** en forme de petites figures accroupies. Ces figurines très émaciées étaient utilisées dans le culte du chanvre[51]. Différentes interprétations ont été avancées : elles pourraient dépeindre des victimes de la trypanosomiase africaine ou les séquelles physiques de l'usage excessif de chanvre.

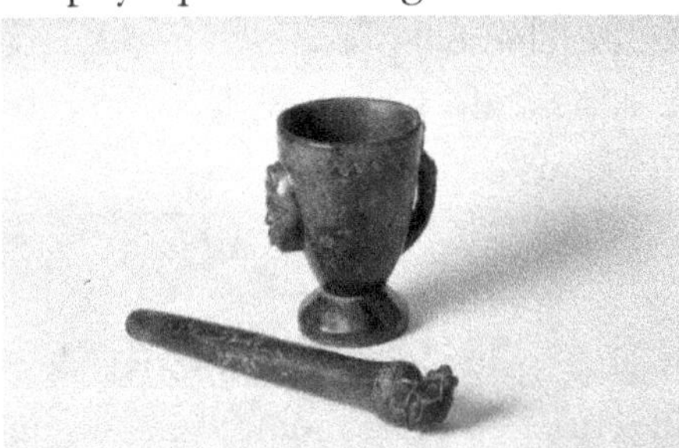

Mortier de guérisseur, pot et pilon Yombé RDC.
Coll. Part. © Muvacan

Objets médiateurs et œuvres d'art ?

Les représentations de la "maladie" sur les objets en Afrique traditionnelle sont nombreuses et variées. Si certaines illustrent de manière réaliste les maladies qu'elles évoquent, d'autres en revanche, plus

---

[50] Peuple d'Afrique centrale vivant dans le Kasaï occidental en République Démocratique du Congo.

[51] Culte qui s'est développé en République Démocratique du Congo à la fin du XIXème siècle. Fumer du chanvre permettait de rentrer en contact avec les ancêtres et les esprits.

mystérieuses, ne se dévoilent qu'à ceux possédant les clefs transmises par la tradition orale. Il ne faut jamais sous-estimer le pouvoir du secret dans ces sociétés. La connaissance ne se dévoile que difficilement, parcimonieusement et, dans une langue que le non-initié ne peut comprendre. Le secret participe pour une grande part de l'efficacité de l'objet. Lesdits objets utilisés à des fins thérapeutiques ou prophylactiques, fonctionnent également comme des mises en garde contre les conduites déviantes, quand ils ne représentent pas des ancêtres malveillants ou encore l'origine même de la maladie.

Leurs fonctions se cumulent parfois sur une même œuvre dont la nature reste donc à définir : représentation, support, etc. Comme beaucoup d'objets en Afrique, leur caractère **polysémique** ne fait aucun doute. A la fois protecteurs et destructeurs, guérisseurs et attaquants, ils expriment toutes les facettes de l'humanité de leur créateur.

Symbole de l'interaction entre le monde physique et le monde spirituel, l'art intervient dans le processus de guérison en se posant en garant de l'ordre établi. Au cœur du questionnement sur l'**œuvre d'art**, nous sommes dans un domaine où les œuvres d'art dépassent leur dimension esthétique. Elles se doivent d'être efficace et d'agir pour l'individu et la société. Leur efficacité est portée à son paroxysme par l'intervention du spectateur qui est partie prenante dans le rituel.

La représentation des maladies ne s'arrête pas au monde magico-religieux de l'Afrique traditionnelle. Ainsi l'artiste béninois Romuald Hazoumè a réalisé en 2012, à partir de bidon de *kpayol,*[52] le masque fang qui évoque les déformations faciales. Dénonçant la corruption, il mêle ainsi tradition et modernité, rebut de la société et sacralité, pour s'interroger sur le devenir des sociétés du continent africain.

Au-delà des fonctions pour lesquelles ils ont été créés, ces objets sont

---

52 Essence frelatée en provenance du Nigéria.

des médiateurs entre le monde visible et le monde invisible et la représentation de la maladie potentialise la force et le pouvoir de l'objet.

Glossaire

Anencéphalie : pathologie dans laquelle un enfant nait sans prosencéphale et dont les os du crâne ne sont pas correctement fermés, laissant le cerveau mal formé découvert.

Éléphantiasis : est une hypertrophie scléro-fibreuse du derme et de l'hypoderme. Elle affecte une des extrémités des membres ou le scrotum où elle peut peser plusieurs kilos.

Filariose lymphatique : est due à des vers nématodes de la famille des filaridés. La forme la plus commune, la filariose de Bancroft, est due à *Wulchereria Bancrofti.* La femelle émet des microfilaires qui circulent dans la lymphe et le sang la nuit. Une des évolutions chronique est l'éléphantiasis.

Gangosa : est une rhino-pharyngite ulcéreuse et mutilante qui se caractérise par une destruction du nez. Stade ultime de deux maladies : le pian et la syphilis endémique (syphilis non vénérienne), elle commence habituellement par un ulcère douloureux sur le palais ou la cloison nasale, puis se propage jusqu'à la perforation et à la destruction du nez et du pharynx.

Goitre : ou goître, est le gonflement de la partie antérieure du cou, résultant d'une augmentation de volume, souvent visible, de la glande thyroïde, dans sa totalité ou sous forme de nodules.

Lèpre : ou maladie de Hansen est une maladie infectieuse chronique due à *Mycobacterium leprae*. Elle touche les nerfs périphériques, la peau et les muqueuses, et provoque des infirmités sévères. Elle est endémique dans certains pays tropicaux. La forme tuberculoïde se limite souvent à un simple nerf ou une partie localisée de la peau. Elle se manifeste chez des personnes ayant une bonne résistance contre l'infection lépreuse et est considérée comme la forme "bénigne ", car elle n'affecte pas les organes internes et est habituellement non contagieuse. En revanche, la lèpre lépromateuse se produit chez des individus avec une résistance négligeable. Cette forme "maligne" est caractérisée par des lésions de la peau, des muqueuses et des atteintes neurologiques et viscérales.

Malaria : ou paludisme est une maladie parasitaire causée par des protozoaires du genre *Plasmodium* propagée par la piqûre de certaines espèces de moustiques anophèles. Elle se traduit par de la fièvre (généralement périodique), une anémie et une splénomégalie, ainsi qu'une gamme de syndromes résultant de l'implication pathologique des organes internes (tels que le cerveau, le foie et les reins). Les premiers symptômes peuvent ressembler à l'apparition de la grippe. Le pronostic vital est mis en jeu en absence de traitement.

Noma : est une dégénérescence gangreneuse du visage due à la malnutrition et au manque d'hygiène. C'est une pathologie qui touche essentiellement les enfants.

Pian : est une maladie tropicale causée par une bactérie, le tréponème *Treponema pallidum pertenue*. La maladie commence habituellement par une lésion asymptomatique de la peau de la jambe. Cette lésion cicatrise mais est suivie par une éruption généralisée de lésions comme des framboises sur le visage, les extrémités et les fesses, souvent aux jonctions cutanéomuqueuses. Après des années les lésions destructrices peuvent se développer, qui ressemblent à ceux de la syphilis tardive. Hyperkératose palmaire et plantaire et atteinte articulaire se produisent souvent. Il peut aussi y avoir des changements de l'os, ce qui peut affecter particulièrement le nez.

Rachitisme : est une maladie de la croissance et de l'ossification observée chez le nourrisson et le jeune enfant résultant d'une carence en calcium et vitamine D. Elle est caractérisée par une insuffisance de calcification des os et des cartilages.

Syphilis : Maladie infectieuse due au Tréponème *Treponema pallidum*. Le plus souvent la maladie est transmise au contact d'un chancre génital ou de lésions secondaires ; une contamination transplacentaire du fœtus est possible : syphilis congénitale.

Trypanosomiase africaine : ou maladie du sommeil. Maladie parasitaire transmise à l'homme par la piqûre de la mouche tsé-tsé.

Variole : c'est une maladie infectieuse d'origine virale, très contagieuse et épidémique, due à un poxvirus qui se caractérise par une éruption cutanée vésiculo-pustuleuse de la face qui se propage rapidement.

Sources

- *M G Anderson, C. Mullen Kramer, 1989, wild spirits, strong medicine: african art and the wilderness, new york, the center of african Art.*
- *ART, 1989, Art Makondé: Tradition et Modernité, Paris, Association française d'action artistique.*
- *M. Berns , R. Fardon, 2011, Central Nigeria unmasked: Arts of the Benue River valley, Los Angeles, Fowler Museum at UCLA.*
- *A. P. Bourgeois 1984, Art of the Yaka and Suku, Meudon, Alain et Françoise Chaffin.*
- *J. De Buck 2013, Guérison, Bruxelles, Jo De Buck Tribal Arts.*
- *P. De Smet , 1999, Herbs Health healers. Africa as ethno-pharmacological treasury, Berg en Dal, Afrika Museum.*
- *H.J DrewaL, E. Schildkrout 2010, Kingdom of Ife: Sculptures from West Africa, The British Museum Press.*
- *DREWAL M, 1978, "More powerful than each Other. An Egba classification of Egungun ", in African Arts 11(3): 35-36.*
- *F. Grange 2001, Traversée de mondes : art et médecine en Afrique, Lausanne, Fondation Claude Verdan.*
- *F. Herreman 1999, To cure and protect: Sickness and Health in African Art, New York, The Museum for African Art.*
- *L. Perrois 1993, Les rois sculpteurs: Art et Pouvoir dans le Grassland camerounais, Paris, Éditions de la Réunion des musées nationaux.*
- *Z.S Strother, 2008, Visions d'Afrique : Pende, Ed 5 continents Milan,*

Sorcellerie et maladie en Afrique

Jacques Barrier, Alfred Gambou

Pour le dictionnaire Petit Robert, la sorcellerie est une magie populaire ou rudimentaire qui accorde une grande place aux pratiques secrètes, illicites et effrayantes. Cette définition s'inspire des croyances et pratiques occidentales essentiellement historiques à connotation irrationnelle et très péjorative. Les procès en sorcellerie sont d'une autre époque (Jeanne d'Arc, les sorcières de Salem...). La définition est caricaturale, mais rappelons qu'il y a toujours des prêtres exorcistes qui officient occasionnellement dans l'église catholique française. En conclusion, la question de la sorcellerie est celle de l'attribution des causes du malheur individuel ou collectif aux pouvoirs malveillants d'autrui, pouvoirs exercés en secret. L'attaque supposée, dont les maladies, accidents, décès etc. sont pensés comme des preuves, se fait à distance.

L'ambigüité des termes sorcellerie et sorcier tient à la transposition sans réflexion dans une société autre (utilisant d'autres mots). Sorcellerie, ce mot unique dans la langue française, n'existe pas tel quel dans les langues locales et renvoie dans toute l'Afrique à des histoires personnelles ou collectives relativement diverses ayant des dénominations différentes. Chaque catégorie d'attaques, peut avoir un nom différent.

Un phénomène universel : la sorcellerie n'est pas spécifiquement africaine. Si on admet que le monde est le plus souvent injuste (ne vivons-nous pas dans un monde *désenchanté ?*), on admet que le hasard nous interpelle[53]. Les sociétés dites modernes ou développées sont-elles aptes à reconnaître le hasard, notamment pour nos maux ?

---

[53] Pour les philosophes le hasard est le caractère de ce qui arrive en dehors des normes objectives ou subjectives, de ce qui est moralement non délibéré. Pour d'autres, c'est la

Dans le monde occidental, nos savoirs scientifiques et techniques sur la maladie restreignent de plus en plus le champ du hasard. Ainsi, on sait que la carte génétique de chaque individu inscrit en grande part ses problèmes futurs de santé, quitte à ce que leur émergence soit variable puisqu'il y a d'autres occurrences notamment d'environnement (virus, bactéries, toxiques etc.). En conséquence, les influences sorcières devraient avoir disparu, ou avoir perdu du terrain. Elles ont su trouver des chemins de traverse. Dans la campagne de l'ouest de la France, J. Favret-Saada a montré dès les années 70 l'importance des pratiques sorcières et D. Camus un peu plus tard dans la région de Rennes et Dinan. L'astrologie, pratique inscrite dans notre histoire occidentale (les horoscopes !) et encore très répandue dans le monde entier, est une autre traduction de cette problématique du hasard inacceptable[54]. Pour beaucoup c'est la croyance du sort et à l'extrême de la manipulation par des esprits malveillants : les influences diaboliques voire la sorcellerie.

Et en Afrique ? Dans la société traditionnelle, à la recherche d'une harmonie, la sorcellerie serait *a priori* l'expression tangible ou occulte d'une communauté ou d'individus incapables de reconnaître, d'accepter que certaines manifestations malheureuses puissent être liées au hasard. Face au mal, tout individu peut se poser la question "suis-je l'objet de la malchance ou d'un mauvais sort ? ". Si tu te fais mordre par un serpent, est-ce que le mal est à relier à l'agressivité de ce serpent et au hasard de la rencontre avec le reptile ? Ou bien est-ce que le serpent est venu te mordre car dirigé par une personne, ou un esprit ? Il s'agit alors d'une croyance. Pour L. Mair (1969), la sorcellerie survient plutôt dans des milieux restreints et fermés lorsqu'apparaissent des phénomènes qui demeurent incompréhensibles et injustifiés pour un individu ou un groupe. Le malheur, le déséquilibre lié à la maladie, donc en l'absence d'harmonie est considérée comme *injuste* et doit trouver une responsabilité et pourquoi pas un sort ?

---

cause fictive de ce qui arrive sans raison apparente ou explicable. L'étymologie de hasard est "az-zahr" le dé en arabe.

54 Pour les chinois et d'autres peuples asiatiques, c'est le concept de chance.

Banalité du système sorcellerie - antisorcellerie en Afrique

On est dans un système vieux comme le monde, avec un versant maléfique et un versant bénéfique (ou contre-sorcellerie), où cohabitent sorciers et tradipraticiens qui mettent en place les parades. La sorcellerie est encore très présente dans tout le monde traditionnel africain et persiste actuellement, même dans les villes supposées plus touchées par une sorte de modernité mais qui concentrent des populations issues de l'exode rural.

Confronté au mal, à la maladie, au malheur, la sorcellerie a été - est toujours ? - un aspect quotidien voire banal pour un africain de culture traditionnelle. Ce serait un mode d'expression typique d'une partie de la société privée de connaissances techniques suffisantes pour affronter les réalités quotidiennes, notamment les maladies. Ce serait donc une simple superstition née de l'ignorance. L'accumulation dans le temps des malheurs crée aussi la sorcellerie, car on est de moins en moins enclin à supporter le hasard (L. Mair). Il y a parfois un enchainement causal dans le malheur, mais comment expliquer logiquement la succession (en quelques mois, ou semaines) de la perte d'une chèvre, puis une mauvaise chute avec fracture, enfin l'incendie de la case ?

Confrontée au malheur la personne africaine se pose la question de déterminer une responsabilité : un esprit, un ennemi humain ? L'influence d'un sorcier est dans le champ des possibles. Il peut devenir une nécessité pour l'individu ou la communauté d'avoir un ou des responsables. Ceci expose à l'accusation erronée voire au risque de la désignation d'un bouc émissaire.

Spécificités africaines ?

Il faut se méfier du relief apporté par la définition occidentale de la sorcellerie : une magie populaire ou rudimentaire qui accorde une grande place aux pratiques secrètes, illicites effrayantes. En effet, quelques expressions africaines en témoignent : ainsi, "manger les âmes" est censée décrire l'action de "pomper" la vitalité psychique d'un individu jusqu'à sa mort. Commune dans une grande partie du continent, elle peut prêter à sourire mais traduit surtout le caractère anxiogène du risque d'ensorcellement. Il en est de même du vampirisme, de l'envolée nocturne ou des transformations en animaux nuisibles à d'autres individus. Les jeteurs de sorts, les empoisonneurs sont redoutés de tous. Pourtant, il faut relativiser : l'intention de celui qu'on dénomme "sorcier "n'est le plus souvent qu'une malveillance, qu'une nuisance volontaire une "manière sournoise de régler ses comptes avec ses ennemis"[55]. En matière de sorcellerie, on sait qu'une personne peut nuire à une autre personne par de simples manipulations d'idées (L. Mair). En soi, la simple croyance à la sorcellerie est peut-être pathogène… (en quelques mots : *la superstition rend malade*). Un cercle vicieux peut s'installer et même l'esprit rationaliste finit par croire aux jeteurs de sorts.

P. Saulnier dans son expérience centrafricaine rapportée dans cet ouvrage, différencie la **sorcellerie innée** qu'il dit "organique" (car reliée à un organe à l'intérieur du corps) et la **sorcellerie acquise** ou émanation de l'homme sans substrat organique. Elle devient sorcellerie grâce à un entraînement ou une alliance avec les forces invisibles, naturelles ou surnaturelles.

C.-H. Pradelles de Latour décrit à Bangoua (chefferie bamiléké) quatre types de sorcellerie : *ndip* et *mvappepüe* censées se transmettre au sein de la famille, *süe* et *cip* supposées acquises hors du village. Ces affaires sont couvertes par le secret.

Qui sont ces sorciers ?

Des anthropologues se sont posés la question de la capacité d'une population à repérer les sorciers en leur sein. Ils peuvent être inconnus, parfois suspectés en raison d'un comportement hors norme. En ce qui concerne la maladie, peut-on distinguer le sorcier du guérisseur et du devin (nous n'emploierons pas le terme de féticheur, à connotation péjorative,

55 Eric de Rosny évoque cette possibilité de nuire par des sorciers qui sont de fait des pervers narcissiques. Ceci peut s'exprimer dans nos sociétés sous la forme du harcèlement moral dont nous savons qu'il peut avoir des effets désastreux.

même s'il reste encore utilisé localement). J. Kerharo (1950) dit que "chacun d'eux est polyvalent et s'il exerce dans une branche, il empiète néanmoins souvent dans les autres domaines ". Il s'agit plutôt de considérer la part de bienveillance et de malveillance d'individus. Le bien et le mal, notion importante en Afrique, peuvent coexister chez un même individu. Ainsi, le guérisseur peut être un sorcier repenti. Il existe chez chaque homme une force, un dynamisme vital capable de faire le bien ou le mal, mais aussi de lutter contre le mal ; c'est par exemple l'*evu* des Béti et des Fang, présent chez les personnes qui réussissent (les chefs, les riches) comme chez les sorciers. Ces forces se confrontent (P. Laburthe-Tolra, 1985).

Etre sorcier serait parfois un état plus qu'une "profession". Le fait qu'il puisse y avoir des sorciers "anonymes", non repérés, est redouté par la population (ne serait-ce pas mon voisin, ou un membre de ma famille ?). Dans un contexte de malheur, l'anormalité du comportement, ou la déviance sociale de certains sont alors considérées comme suspectes, mais ceci ne suffit pas car les activités sont supposées être cachées. L'accusation finit par survenir. Une personne innocente peut se retrouver accusée de sorcellerie de façon parfois inattendue. Il y a même des enfants qui reçoivent cette étiquette à la grande surprise de leur famille. L'origine de l'accusation est alors souvent une transgression supposée d'un interdit par rapport aux esprits, aux ancêtres.

La sorcellerie est parfois héréditaire (par exemple père à fils ou mère à fille). En ce cas, accuser quelqu'un de sorcellerie c'est aussi accuser ses parents ou ses enfants, ses frères ou sœurs d'être également des sorciers.

La jalousie dans une famille peut être considérée à l'origine de pratiques sorcières. C.-H. Pradelles de Latour raconte, à Bangoua, diverses croyances de sorcellerie familiale, notamment celle d'une deuxième femme jalouse de la première, dont la doublure est une sorcière, un hibou-vampire passe-muraille censé boire le sang cru d'enfants ensorcelés par le *ndip* et les faire mourir. Dépistée, cette sorcière doit quitter la famille. Si sa doublure, le hibou, est tué, elle-même va mourir.

On a décrit des sociétés secrètes sorcières qui regroupent des esprits nuisibles avec des rites d'initiation, comme livrer quelqu'un de sa famille (R. Arnaut, 1976). Ainsi, C.-H. Pradelles de Latour décrit toujours à Bangoua la possibilité pour des hommes d'être accusés d'appartenir à une association la "maison du *süe*", société d'anthropophages. On suspecte ce type de sorcellerie quand il y a un décès insolite. "Le sorcier *süe* – dit-on – n'est jamais rassasié, c'est pourquoi il vend ses enfants pour manger davantage". Si un héritier dépense l'héritage de son père sans en faire bénéficier les membres de son groupe lignager, on peut suspecter qu'il est entré dans la maison du *süe*.

Les **outils concrets de sorcellerie** peuvent être des objets magiques très divers selon les peuples et les mythes. Ils sont utilisés dans la sorcellerie comme dans la contre sorcellerie.

Faut-il distinguer l'envoûtement de la sorcellerie ? Ces deux termes représentent l'art de produire par des procédés occultes des phénomènes inexplicables ou qui semblent tels. Dire que l'envoutement passerait par l'utilisation d'objets alors que la sorcellerie serait une manifestation mystique (sans outil) est une distinction non valide. Le charme, c'est à dire ce qui est supposé exercer une action magique, peut être purement mystique ou présent dans un objet. De fait, le but de l'envoûtement est de chercher à tenir quelqu'un à sa merci et à l'amoindrir, donc le rendre malade sans le tuer nécessairement. Il s'agit parfois seulement soit de borner la puissance d'un adversaire, soit de s'attacher plus étroitement un allié (P. Laburthe-Tolra). Pour y arriver, il est important d'avoir une émanation de la personne visée (par exemple, une rognure d'ongle, des cheveux).

Les outils de repérage du sorcier sont bien sûr tous les outils de divination. Par exemple, plus avant dans cet ouvrage, F. Perrier nous explique que lors de la consultation, le *nganga* (devin-guérisseur) du Bas-Congo fait sonner la cloche *dibu* pour attirer l'attention des esprits, au fil des recherches qu'il mène pour identifier un *"n'doki"* ou "mangeur d'âmes", afin de résoudre une attaque de sorcellerie.

Les thérapies contre les sorciers peuvent utiliser les objets chargés, statuettes ou sanctuaires. Parmi les amulettes si fréquentes dans tous les milieux africains il y a parfois des talismans offensifs en quelque sorte des porte-malheurs (P. Laburthe-Tolra). Ainsi, l'envoûteur qui attaque le possesseur de talisman subit le choc en retour et c'est lui qui en souffre.

Réactions sociales

Il s'impose socialement de **contrôler la sorcellerie pour l'harmonie de la communauté**. Curieusement, ce peut être la tolérance ; la sorcellerie serait la partie naturelle d'un complexe magico-religieux ; de ce fait, elle ne figurerait pas dans les actes que doivent punir les gardiens de l'ordre moral. On connaît, on tolère, dans ce village telle personne soupçonnée d'être un sorcier. Parfois, un simple rituel permet de désensorceler un individu conscient de son état (C Henning, 1999)[56]. On peut considérer cela comme une sorte de psychothérapie communautaire.

Mais bien souvent la sorcellerie est l'objet de réactions violentes de la communauté. Il faut arrêter par tous les moyens l'activité du sorcier qui est le "jeteur de sort", l'être mauvais qui utilise les techniques et la magie pour rendre malade ou tuer par envoûtement en mangeant l'âme de sa victime.

C'est un être redouté d'autant plus que l'activité est secrète et imprévisible. Accuser de sorcellerie, démasquer le sorcier, était un acte grave qui pouvait avoir des conséquences funestes qui pouvaient aller jusqu'à une condamnation à mort dans certaines régions africaines. Accuser à tort est donc grave. L'aveu est recherché : il est raconté que des

[56] Une jeune fille de 16 ans en état de révolte notamment vis à vis de son père et qui s'accuse d'être sorcière…

sorciers puissent reconnaître des pratiques a priori inavouables de par leur monstruosité et d'ailleurs incompréhensibles[57]. Des épreuves sont parfois demandées par le malade ou même par le suspect pour se disculper. L'ordalie décrit dans ce livre semble avoir disparu des sociétés africaines dans les années 1930 -1950.

Certaines organisations coloniales, notamment dans les pays anglophones[58], avaient interdit par voie réglementaire toutes les activités de sorcellerie voire de divination. La dénonciation pouvait entraîner la peine de prison. Ceci prêtait à des excès. D'ailleurs, le terme "chasse aux sorciers" est souvent évoqué par des personnes accusées disent-elles à tort pour affirmer leur non culpabilité.

Il est évident que la sorcellerie africaine, qui est de fait une pratique persistante, prête aux stéréotypes, voire à la simplification méprisante de la part d'européens oublieux des pratiques de sorcellerie dans leur histoire relativement récente[59]. Au total, bien des aspects de la sorcellerie sont irrationnels aux yeux des occidentaux, mais ils ne le sont pas vraiment pour les africains. Dès lors, il devient intéressant pour toute personne qui serait amenée à soigner des africains de comprendre qu'il peut exister ce système de pensée logique, c'est à dire ayant sa propre rationalité et pouvant interférer avec les soins conventionnels (S. Bouznah, 2013).

La sorcellerie, un imaginaire du pouvoir dans l'Afrique actuelle

Ce système reste très vivant à notre époque comme nous avons pu le constater en interrogeant des collègues médecins africains, dont certains restent convaincus de la réalité et même de l'efficacité des pratiques sorcières.

---

[57] R. Arnaut raconte des confessions publiques fantastiques et non crédibles qui pourraient faire penser à des épisodes psychotiques voire délirants (page 12).

[58] Aussi au Cameroun allemand, dont l'ordalie

[59] C'est la raison pour laquelle, nous n'avions pas voulu traiter spécifiquement cet aspect de la maladie dans la scénographie de l'exposition "les arts de guérir en Afrique traditionnelle ". La sorcellerie a seulement été citée. Pour autant, le MUVACAN a pour objet principal de lutter contre les stéréotypes, et ne pouvait échapper à une discussion sur ce sujet.

Les études faites par des anthropologues et sociologues africains montrent la réalité du phénomène. Une étude au Cameroun a montré la fréquence importante actuelle des procès pour pratiques de sorcellerie, surtout en province. On imagine la difficulté des magistrats à instruire ce type de plaintes ! Pourtant il y a des condamnations (E.de Rosny 2005). Le même auteur insiste sur la place que prend la perversion et notamment ce que nous dénommons en France les pervers narcissiques dans le système sorcellerie et sur l'universalité du phénomène dont l'expression est variable selon les pays : "ce besoin pervers de nuire qui gît au cœur de l'homme n'est ni accessible ni même concevable que dans un système de représentation socioculturel ; si vous dites que la sorcellerie n'existe pas, c'est que vous vivez selon un autre paradigme, dans un autre univers qui a sa cohérence pour vous ".

Pour situer le problème dans d'autres pays, en Afrique du sud, il y a eu des "épidémies" de chasses aux sorcières dans la période post apartheid avec le phénomène du *zombi* (P. Geschiere 1997). Au Gabon la sorcellerie du *kong* est encore largement pratiquée par les gens qui veulent obtenir ou conserver le pouvoir économique ou politique (devenir riche, n'est-ce pas s'ajouter des "choses surnaturelles ? "). Lors des cérémonies familiales, mariages, deuils, il est fréquent qu'on se protège du *kong*, donc des pratiques sorcières (par exemple, prendre du sel à jeûn). Existe aussi le mythe des morts qui travaillent dans les plantations grâce à l'aide de sorciers. Il est pensé que les planteurs "prennent les *kong* ", esclaves bien particuliers, c'est l'expression utilisée (C. Augée Angoué 2005).

Une grande partie de la **jeunesse africaine**, notamment en Afrique centrale croit fermement au phénomène de sorcellerie et pense que ce dernier bouleverse leur vie, peut bloquer leur avenir et agir sur leur esprit. C'est un mode d'interprétation quand les choses vont mal, par exemple l'échec à un examen. Ceci concerne toutes les couches sociales, dans tous les cas pour se décharger des échecs. Ils accusent volontiers les anciens, les "vieux" qui les empêchent de réussir dans la vie (M.T. Mengué 2005).

C'est ici aussi un transfert de responsabilité. "Je ne suis plus responsable de rien si je peux accuser constamment les autres de mes malheurs ".

La sorcellerie est devenue **un exutoire** des peurs, frustrations, conflits et responsabilités de tous les jours. Le poids insupportable des inégalités sociales fait apparaître des mécanismes sorciers. Le pauvre est frustré devant la réussite des autres. Le riche est soupçonné de manger ou de vendre les autres, mais on le courtise et on craint de le contrarier à cause des pouvoirs qu'on lui prête. Les mêmes accusations peuvent concerner occasionnellement d'autres catégories sociales, vieux, infirmes, étrangers, solitaires etc. (C. Abe, S.C. Abega).

Le SIDA est un bon exemple de transfert de responsabilité. On parle plus couramment au Cameroun de "poison de la nuit" (*nsu alu*) ou de "poison lent" cette forme d'empoisonnement qui consume lentement sa victime. D'autres préfèrent parler d'envoûtement. Ce sont des expressions du système sorcellerie puisque supposant un empoisonneur ou un envoûteur. Cet être malfaisant est souvent différent du vrai responsable, du proche qui a contaminé sexuellement. Si le malade était responsable de son sort, il serait stigmatisé. En conséquence un effet favorable de cette croyance est que le groupe plaint alors le malade et l'assiste (C. Abé, SC Abega 2OO5). Ceci n'est pas une règle absolue, car ailleurs, et de plus en plus souvent, le sidéen est stigmatisé (A. Pierre 2013).

Au niveau des **villes**, grandes agglomérations qui concentrent de plus en plus de population, notamment les jeunes, il n'y a plus, ou beaucoup moins, de règles sociales communautaires claires voire rigides qui régulent les maux, malheurs de l'individu. Il y a une dilution de l'organisation sociale. L'espace commun où émergent les frustrations sources de conflits, est beaucoup plus large. Pour prendre un exemple, ceux qui sont responsables de la gestion de la chose publique, localement et même au niveau la nation, sont des cibles susceptibles de se voir accusées de pratiques sorcières. Nous avons vu que pour les jeunes ce peut-être les anciens qui les "bloquent ". Bien sûr, il est possible pour le citadin de retourner au village pour contrecarrer dans certains cas des manifestations personnelles vécues comme sorcières. Les hommes de pouvoir, les politiques ne le font-ils pas parfois de nos jours ?

Pour terminer cette synthèse de façon plus positive au plan social, C.-H. Pradelles de Latour nous dit que "les affaires de sorcellerie résolvent les conflits en faisant l'économie des coups et blessures. Cette absence de violences physiques dans l'ouest du Cameroun s'explique par le fait que les sorcelleries déplacent l'enjeu des différends de la vie quotidienne sur une autre scène appelée "affaires de la nuit" ou "monde de derrière". D. Paulme a fait le même constat en zone de savane : "on s'efforce de contenir cette force mauvaise dans des limites raisonnables : on ne cherche pas à l'anéantir (...) attitude réaliste envers les problèmes du mal dans le monde ".

Sources

- *C. Abé, S.C. Abega Approche anthropologique de la sorcellerie. Communication au Colloque International de Yaoundé Justice et Sorcellerie 2005*
- *C. Augée Angoué La sorcellerie au Gabon. Communication au Colloque International de Yaoundé Justice et Sorcellerie 2005*
- R. *Arnaut L'Afrique du jour et de la nuit Ed Presses de la Cité Paris 1976*
- *A. Bensa La sorcellerie : un imaginaire du pouvoir Communication au Colloque International de Yaoundé Justice et Sorcellerie 2005*
- *S. Bouznah, C. Lewertowski Quand les esprits viennent aux médecins. 7 récits pour soigner Ed In Press Paris 2013*
- *D. Camus Pouvoirs sorciers. Enquête sur les pratiques actuelles de sorcellerie Ed Imago Paris 1988*
- *E. de Rosny L'Afrique des guérisons Ed Karthala Paris 2010*
- *E. de Rosny (sous la direction de) Justice et sorcellerie. Colloque international de Yaoundé (17-19 mars 2005) Ed Karthala Paris Presses de l'UCAC Yaoundé 2006*
- *J. Favret-Saada Les mots, la mort, les sorts Ed Gallimard Paris 1977*
- *P. Geshiere. The modernity of Witchcrafts, Politics and the Occult in Postcolonial Africa. Charlottesville and London : University Press of Virginia 1997.*
- *C. Henning, K.E. Müller, U. Ritz-Müller Afrique. La magie dans l'âme. Rites, charmes et sorcellerie Ed Könemann Cologne 1999*
- *J. Kerharo, A. Bouquet Sorciers, féticheurs et guérisseurs de la Côte d'ivoire – Haute Volta Ed Vigot Frères Paris 1950*
- *P. Laburthe-Tolra Initiations et sociétés secrètes au Cameroun. Essai sur la religion béti Ed Karthala Paris 1985*
- *L. Mair La sorcellerie Ed Hachette Paris 1969*

- *MT Mengué La jeunesse camerounaise et les phénomènes de sorcellerie. Communication au Colloque International de Yaoundé Justice et Sorcellerie 2005*
- *T. Nathan, I. Stengers Médecins et sorciers Ed Institut d'édition Sanofi - Synthelabo Paris 1999*
- *D. Paulme Les gens du riz Ed Plon Paris 1966*
- *A. Pierre Thèse médecine Nantes 2013*
- *C.-H. Pradelles de Latour Le crâne qui parle. Ethnopsychanalyse en pays bamiléké Ed E.P.E.L. Paris 1997*
- *A. Retel-Laurentin Sorcelleries et ordalies Ed Anthropos Paris 1974*

Repère

La protection des amulettes, talismans et gris-gris en Afrique

Jacques Barrier

Les amulettes[60] ou talismans[61] ou gris-gris sont des objets magiques qui portent des vertus occultes attirant des influences bénéfiques. Ce sont des **objets de protection** habituellement portés sur soi (parfois placés dans la maison à des endroits conventionnels tels que le seuil, la chambre). Le terme gris-gris (ou gri-gri ou grigri) a une connotation plutôt méprisante. Quand on regarde ses définitions usuelles : il s'agit d'une *amulette des peuplades noires de l'Afrique, par extension toute espèce d'amulette, de fétiche* (?) pour le dictionnaire Robert. *En Afrique, c'est une amulette fabriquée par un sorcier pour porter bonheur ou conjurer le mauvais sort* pour le dictionnaire Larousse. Ailleurs, un gris-gris est *"un talisman ou une amulette vaudou (?) qui protège son porteur du diable ou lui porte chance"*[62] . L'utilisation du mot *grigri* désigne habituellement *"un petit sac en tissu porté sur soi. À l'intérieur est placé un mélange d'un ou plusieurs des ingrédients suivants : herbes, huiles, pierres, os, cheveux, ongles, ou autre éléments personnels"*. Mascotte est un autre mot employé pour désigner un animal, une personne un objet portant chance (ce mot est à rapporter étymologiquement à *masco* "sorcière"). Mais l'amulette a-t-elle fonction *a priori* de servir à une activité sorcière, à jeter un charme, le charme étant le moyen matériel ou psychique d'une action magique, naturelle ou non ? Non, l'amulette est protectrice, défensive, encore que…

Ainsi, amulette et les termes proches (et encore plus la dénomination de fétiche qu'il faudrait à notre avis abandonner) sont à la source de stéréotypes. Nous n'avons pas trouvé d'ouvrage sérieux de synthèse sur

---

[60] Du latin *amuletum*, façon de se protéger.

[61] Certains font une différence, les talismans ayant des vertus plus offensives que les amulettes protectrices.

[62] Source wikipedia

les amulettes dans l'ensemble du continent africain. Par manque d'intérêt, ou parce qu'il y aurait une sorte de réprobation ? De fait, toutes les sociétés ont eu des amulettes. Il s'agit partout soit de protéger l'individu contre un risque notamment une maladie, un malheur, soit de lui porter chance. Dans nos sociétés les porte-bonheurs, tels le trèfle à quatre feuilles ou la patte de lapin répondent au même principe. Pour l'européen, le concept de chance et de porte-bonheur est devenu inconsistant, relativement flou ; il est lié à la pure superstition même s'il peut rester religieux voire astrologique, donc pseudo-scientifique.

La démarche est plus consciente et orientée en Afrique. Il s'agit d'attirer la bienveillance des esprits (de Dieu, des divinités, des ancêtres, voire au sens large des génies et des esprits de la nature), ou bien d'éviter les attaques des malfaisants et des sorciers. Le talisman tient sa force des images qu'il porte, pour d'autres de la matière dont il est fait (la variété des amulettes est extrême depuis des gemmes, des anneaux, une plante, un animal voire des mots[63]). Les talismans permettraient aussi de lutter contre les attaques sorcières. Les talismans bété de Côte d'Ivoire montrés à D. Paulme (1962) avaient été achetés récemment par leurs porteurs à un moment où ils pensaient avoir besoin d'une protection spéciale, car "toute la famille se sentait malade" ou qu'il y avait eu un certain nombre de morts. La méthode de défense équivaut à de la magie protectrice : l'envoûteur qui attaque le possesseur de talisman subit le choc en retour et c'est lui qui en souffre. C.-H. Pradelles de Latour raconte avoir vu un guérisseur bamiléké de l'ouest du Cameroun fabriquer un talisman appelé *cip* "poison ", qu'on accroche aux safoutiers et aux colatiers pour frapper d'un mauvais sort celui qui vient en chaparder les fruits.

[63] Par exemple, un verset du Coran. Ou "*vade retro satanas*" pour chasser le démon est un exemple de phrase qui a de fait une fonction d'amulette. Il y a de nombreuses autres formules magiques utilisées.

Les amulettes et objets type gris-gris ne résument pas la protection contre les esprits ou les individus malfaisants. Les **objets à charge et les sanctuaires** peuvent aussi jouer le rôle de talisman (les "fétiches" ou divinités placés sur les autels sont protecteurs).

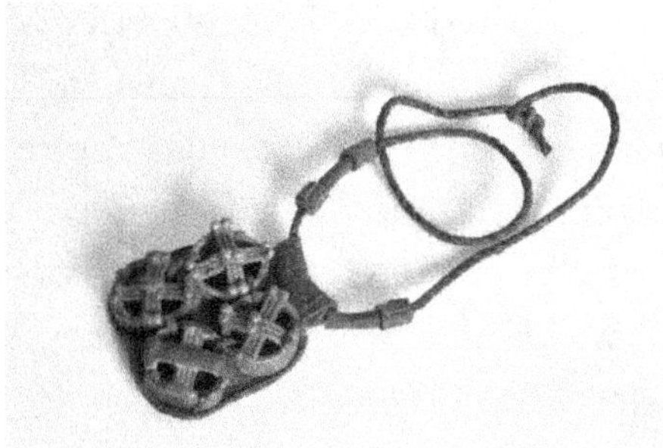
Amulette peul Coll. M Jousset © Muvacan

Au plan individuel, le rôle du devin-guérisseur consistera à participer à la protection par la **fabrication** de ces objets. Chacun bénéficiera d'amulettes omniprésentes et plus ou moins adaptées à des situations spécifiques qui ne sont pas obligatoirement en relation avec la santé. Ce peut être la recherche du succès[64]. Chaque situation problématique peut bénéficier d'un gris-gris, en quelque sorte un porte-bonheur. Il est habituel que les parents en fassent fabriquer pour leurs enfants. Les amulettes de fertilité sont omniprésentes dans des pays où la richesse est liée essentiellement à la fécondité des champs et des femmes.

Les amulettes sont d'une **diversité** étonnante selon les pays. Tous ces talismans ont un mode d'emploi précis. Il n'existe pas beaucoup d'études scientifiques systématiques sur les amulettes africaines. A. Epelboin a rapporté une étude intéressante et originale au Sénégal sur les amulettes. La collection ALEP, collection d'amulettes et objets magiques récupérés à la décharge à ordures de Dakar depuis les années 1985 compte plus d'une dizaine de milliers d'amulettes. La plupart sont dans un excellent état de conservation. C'est une recherche du laboratoire d'éco-anthropologie du CNRS et du MNHN[65] de Paris en lien avec l'Institut fondamental d'Afrique noire et de l'Université Cheick Anta Diop de Dakar. Les

---

[64] Exemple : nous avons noté la richesse et la constance des gris-gris portés par les lutteurs sénégalais…

[65] Centre National de la Recherche Scientifique et Museum National d'Histoire Naturelle 43, rue de Buffon à Paris où sont déposés les objets.

amulettes détériorées sont ouvertes afin d'en identifier le contenu et la technique de fabrication. Dans ces pays où l'islam est présent, les amulettes peuvent contenir des versets du Coran. Nous en reproduisons ici un court résumé.

"En Afrique de l'Ouest, des guérisseurs, des marabouts reçoivent les populations en consultation et répondent à leurs besoins de santé et de réussite en leur fabriquant des talismans. On peut les distinguer selon qu'ils relèvent :

- de traditions orales africaines : les objets sont sans écriture, simples ou complexes, combinant rituellement : prières, souffle et souvent salive ; des offrandes diverses aux instances, noix de kola, sang d'un animal sacrifié... ; des matières minérales (pierre, sable, terre) , marines, végétales (bois feuilles racines), animales (cornes, têtes, os de mouton, d'oiseaux) ; des métaux, tissus, plastiques, miroirs… et des objets artisanaux ou industriels (tissus, cordes , miroirs);

- de traditions écrites, basées sur des paroles et écritures coraniques, proscrivant ou acceptant certains rituels, matières et artéfacts relevant des traditions africaines. Il s'agit d'écritures apparentes sur des tissus, sur des papiers pliés et dissimulés dans un gainage de cuir et ou de tissu). Parmi les solutions disponibles figurent donc, mais de façon non exclusive, la confection de talismans à écriture.

Toute amulette une fois qu'elle a échappé au contrôle de son fabricant, prend vie, se charge de sens, de pouvoirs autonomes au gré des événements. C'est alors un objet transitionnel fort, chargé d'une mémoire de terroirs, d'évènements, de personnes humaines et non humaines, d'émotions".

Dans la plupart des autres pays d'Afrique Noire, on retrouve en nombre des objets magico-religieux qui jouent, ou peuvent jouer (entre autres) ce rôle protecteur d'amulette :

Les **matériaux** sont divers. Les *mu'po* des bamiléké (Grassland à l'ouest du Cameroun) sont souvent de toutes petites statuettes en bois qui peuvent avoir des rôles multiples (fertilité, maladie, guerre, récolte) et s'apparentent à des amulettes quand elles sont protectrices ou d'influence bénéfique. En métal, les amulettes pendentifs en bronze des dogon, les amulettes peul (également du Mali) comme celle que le MUVACAN a présentée lors de l'exposition ; également présentés les petits chevaux en laiton gainés de cuir qui sont parties de colliers chez les kotoko (Nord Cameroun)[66]. En os ou en ivoire en République Démocratique du Congo, sont célèbres les pendentifs lega en ivoire patinés à l'huile de palme. Ce sont de petits visages miniatures qui protégeaient contre les forces néfastes et les aléas du destin. Il y a aussi les *ikhoko* des pende (répliques miniatures de certains masques *mbuya* et protecteurs portés généralement après guérison par le grand masque)[67]. Les amulettes luba en ivoire représentant des esprits des ancêtres, portées autour du cou. En tissu, la ceinture bamiléké de protection de la grossesse que nous avons rapportée du Cameroun. Enfin un peu partout, les amulettes "de poche" kota, péré, songyé, dan, toussian etc.

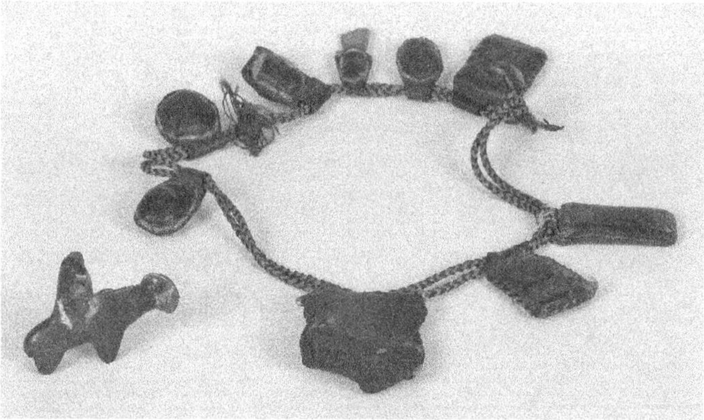

"Collier de fou" Amulette de troubles psychiques (Nord Cameroun) Coll. J. Barrier © Muvacan

Il est toujours vendu d'innombrables amulettes actuellement sur les marchés et aussi sur des sites internet de vente, ce qui prouve que la crédulité est toujours de ce monde et que la mode des talismans est toujours bien active.

---

66 Amulettes thérapeutiques et préventives des tro

67 Site Détours des mondes

Sources

- *A. Epelboin. Collection ALEP : amulettes et objets magiques collectés dans les ordures (Mbebess Joal, Mbour, Sénégal, Afrique, Europe) 1983-2014.*
- *D. Fassin. Pouvoir et maladie en Afrique. Ed Presses Universitaires de France Paris 1992*
- *C. Henning, K.E. Müller, U. Ritz-Müller. Afrique. La magie dans l'âme. Rites, charmes et sorcellerie. Ed Könemann Cologne 1999*
- *J. Kerharo, A. Bouquet. Sorciers, féticheurs et guérisseurs de la Côte d'Ivoire - Haute Volta. Les hommes, les croyances, les pratiques. Pharmacopée et thérapeutique. Ed. Vigot Frères Paris 1950*
- *D. Paulme. La société de la Côte d'Ivoire : les bété, Paris 1962*
- *C.-H. Pradelles de Latour, Le crâne qui parle Ed EPEL Paris 1997*

Comprendre le diagnostic du malade (par la divination)

Synthèse

Les arts de la divination en Afrique

Jacques Barrier

Le médecin traditionnel est une personnalité majeure du village, souvent à la fois un devin (diagnosticien) et un guérisseur (thérapeute). Dans certaines ethnies les fonctions sont distinctes, plus ou moins associées. Ici, nous allons insister sur le rôle du devin.

Les rituels de divination sont ou ont été pratiqués chez la plupart des peuples africains. La divination a pu être autant un art élaboré et complexe qu'une pratique quasi-quotidienne. La demande divinatoire régresse pour une grande partie des populations du fait du mode de vie et des nécessités du monde moderne. Elle reste présente.

Les raisons du succès de la divination et de la voyance en Afrique sont connues. En Afrique noire, le hasard n'existe pas. La maladie est par essence la conséquence d'un déséquilibre de forces au sein de la communauté. L'individu sain ou malade a sa propre force vitale en tant qu'être physique et spirituel dans son contexte social. Le devin a lui aussi une force singulière, un dynamisme vital qui l'amène à voir l'invisible au-delà des apparences, à identifier les rapports de force, notamment les forces positives et négatives, le bien et le mal chez les autres. C'est un privilège et on dit que le *nganga douala* a la double vue (de Rosny) ou la tête "percée" pour les Béti et les Fang (P. Laburthe-Tolra). Il "voit" l'environnement de la famille, on devrait dire la famille élargie[68], le lignage donc les ancêtres. Cette quête de responsabilité s'intéressera aussi à la communauté, au village de résidence avec ses notables et leurs modes d'autorité, aux relations notamment amicales et professionnelles, aux

[68] La notion de parentèle est plus complexe en Afrique qu'en Occident.

concessions et villages alentours. Les "nœuds" sont les tensions et les conflits existants. Nous avons vu que le but est d'identifier le fait, les forces ou l'individu responsables. Ces forces négatives notamment l'attaque de sorcellerie sont parfois évoquées. Ailleurs, s'agit-il de l'influence néfaste d'esprits ou de génies ? Au pire, le "mal" peut être dû à un esprit malin descendu du monde occulte de la magie. Les esprits peuvent se situer dans le village lui-même, dans la brousse ou dans un espace spirituel, ou sacré, correspondant à ce que certains seraient tentés d'appeler Dieu[69], les déités ou les génies. On pourra notamment distinguer une faute personnelle entraînant un mécontentement ou des intentions néfastes des ancêtres. Un interdit a t'il été transgressé ? Ailleurs, il s'agira d'une intention malveillante. Identifier et nommer la maladie sont des processus complexes puisque les maux sont directement liés à une problématique sociale visible ou invisible. Enfin, le problème d'un individu concerne souvent toute la communauté qui se sentira impliquée dans la tragédie (M.N. Anderson).

Le devin sera donc sollicité dans de multiples circonstances critiques ou systématiques : les maladies et la mort, les forces contraires et arbitraires de la nature (par exemple une sécheresse durable ou le risque de sécheresse), les choix moraux décisionnels importants mais incertains pour un individu ou un groupe ; il s'agit dans tous les cas de techniques visant à lever l'ignorance et au mieux à rassurer (rôle de régulateur social du devin). Qui, quel esprit, est responsable de sa situation personnelle de mal-être ou de malheur ? L'individu concerné va consulter le devin afin d'avoir des réponses précises à son questionnement ou tout au moins obtenir des orientations sur la causalité. La réponse peut être binaire (vrai ou faux, oui ou non) devant une requête d'un individu ou simplement orienter de façon générale vers un type de responsabilité. **La divination est donc plus rétrospective que prospective** (C.-H. Pradelles de Latour).

C'est ensuite qu'une thérapie pourra être engagée.

---

[69] Un Dieu suprême, médiateur cosmique.

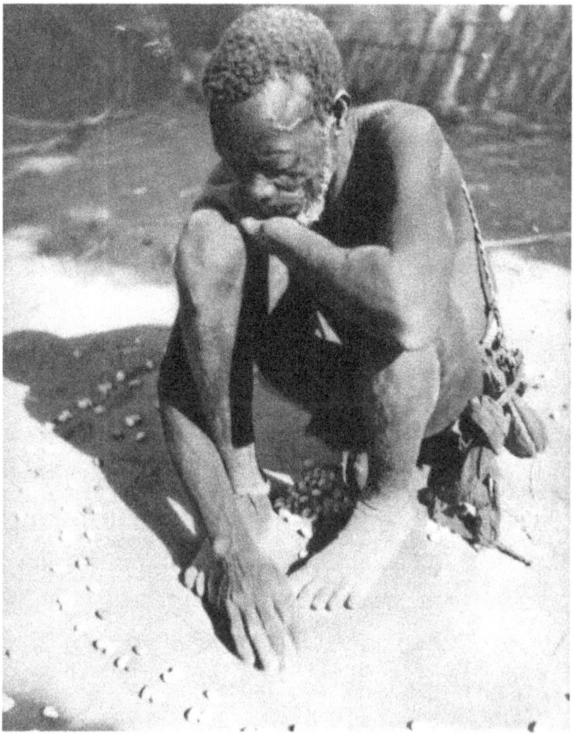

Devin en action... Afrique centrale. Droits réservés (carte postale ancienne)

Les "arts" de divination sont des techniques dont la variété est extrême, avec toutefois quelques invariants :

La première étape est la **problématisation**. Le devin doit se mettre en relation avec l'ensemble des forces visibles et invisibles potentiellement concernées. Il doit donc repérer et solliciter tous les déterminants de la vie de son consultant avant de pouvoir rendre l'oracle. A propos des *nganga*, E. de Rosny[70], nous dit *"il faut une vérification systématique de tous les secteurs de la vie, ou mieux, de toutes les couches concentriques d'influence qui enveloppent la victime, considérée comme le porte-maladie de son entourage. L'univers du patient doit être inventorié, rassemblé, récapitulé"*. Il donne quelques exemples : une pincée de terre du marché peut représenter l'activité sociale du malade, des gravillons ramassés à un carrefour, sa vie publique etc.

[70] Eric de Rosny raconte son initiation comme n*ganga* dans "les yeux de ma chèvre "

La représentation de ce monde où vit le consultant, et où se situe obligatoirement la responsabilité, peut être exprimée de différentes manières : elle peut être présente dans l'habillement ou l'insigne de devin telle une cloche *kotoko* assortie de multiples objets symboliques miniaturisés (au Nord-Cameroun) ; dans un set de divination c'est à dire une collection d'objets signifiants dans un simple sac, une calebasse sacrée (*mboko* des Luba et des Songye en RDC) ou dans un panier de divination (des Tchokwé ou Yaka en RDC). Le contenu peut être soit secoué et les objets qui sont à la surface sont signifiants, soit éparpillé sur le sol et la disposition résultante donne le sens.

Amener l'invisible à la perception de sa clientèle résume en somme le talent opératoire du guérisseur qui est le médiateur de l'esprit de la brousse, du génie ou de l'ancêtre concernés. L'appel des esprits se fait par des incantations psalmodiques, parfois avec l'aide d'instruments de musique (entre autres tambours, cloches, sifflets, gongs, harpes). Le rythme s'accélère ou ralentit au moment fatidique.

Il y a beaucoup d'autres **outils de divination** avec une spécificité selon les régions :

En d'autres circonstances, ce sera le jet des cauris, ou les noix de palme sur un plateau de divination (*opon ifa*) des Yoruba (Nigeria)[71], technique répandue avec son dérivé probable, le *fa*, chez les Fon au Bénin.

Ce peut être le mode de flottement d'objets notamment de bâtonnets dans une bassine d'eau au Sénégal.

La technique du bâton divinatoire qui est tenu à une extrémité par le devin et à l'autre par une deuxième personne est décrite dans ce livre au Bénin (voir la consultation *tipanti* chez les Somba) mais existe ailleurs, notamment chez les Dagari (M. Paternot). Là, le bâton "*dagwol*" se meut comme indépendamment de la volonté des acteurs, puis se pose sur un objet révélateur.

---

71 Tel celui du Musée de la médecine de Bruxelles que nous avons présenté lors de l'exposition.

Les oracles à frottement d'Afrique centrale sont fréquents et bien décrits en RDC (*itombwa* chez les Kuba et autres peuples de la région ; *katatora* chez les Songye, *kakishi* chez les Luba, *iwa* chez les Azandé)[72].

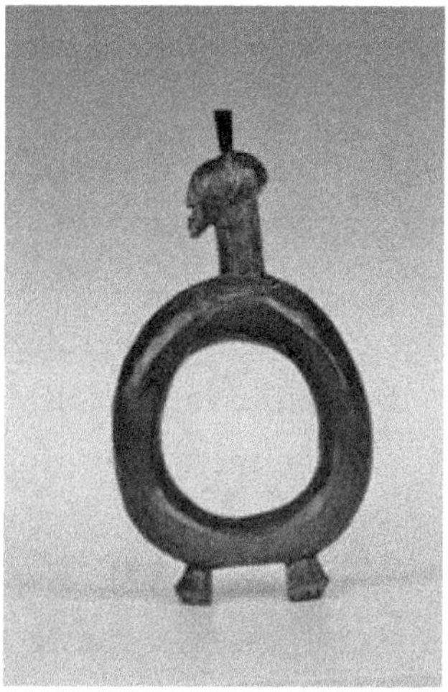

Oracle katatora songyé RDC
Coll P Ollivier © Muvacan

Les oracles peuvent être rendus par l'intervention d'animaux qui servent d'intermédiaires avec les esprits. Le désordre créé après leur passage est signifiant : la mygale au Cameroun[73], notamment dans le pays bamiléké, ou le crabe de rivière qui bouscule des bâtonnets dans une poterie en pays kapsiki (au Nord-Cameroun), ou les souris qui dérangent les bâtonnets de l'étage supérieur de la boite en Côte d'Ivoire chez les Yohure, les Gouro et les Baoulé[74]. Chez les Dagari, le devin dessine dans le sable une quarantaine de signes représentant le monde environnant le patient (par exemple arbre, marigot, grenier, champ de maïs, serpent, mouton, poules de différentes couleurs, sentier,), recouvre le tout d'une pellicule de farine et laisse la nuit suivante la souris de la case faire son

[72] Divers oracles à frottement de collections particulières ont pu être présentés.

[73] Autour ou devant le trou de la mygale ou araignée de terre, un espace délimité est nettoyé et sont disposés des bâtonnets et plaquettes ; le tout est recouvert de feuilles de bananiers ; le devin bamiléké (ou béti) interprète le dérangement le lendemain matin. Les "choses" de la divination seront ailleurs, chez les Bangoua, des feuilles de cang (arbre de la concession), des noix de cola, des cailloux, des fleurs *ndüong* etc . Le devin trace avec le doigt, dans la "cour" de l'araignée des traits qui sont les questions à poser (C.-H. Pradelles de Latour)

[74] Cf Le chapitre sur les oracles à souris par AM Boyer.

cheminement divinatoire (M Paternot 1953). C'est la même lecture du désordre créé par l'animal qui est réalisée chez les Dogon (Mali). Le devin va faire la lecture matinale des traces d'un renard sur le sable ; le renard est passé dans la nuit sur le dessin tracé au préalable sur le sol (table de divination où tous les secteurs d'influence personnels ou sociaux du patient sont représentés).

Les danses et de façon plus générale les **états de transes** sont un mode de relation avec les esprits, les divinités et permettent la divination c'est à dire d'identifier les causes de malheurs publics comme individuels, avant que des solutions ne soient recommandées. Chez les Baoulé, les esprits de la nature (*asye usu*) sont hébergés dans des statuettes anthropomorphes ; ainsi humanisés, les génies entrent en possession avec leur partenaire humain. Ce dernier devient un medium lors de convulsions et de crises. Les génies parlent par sa bouche et font ainsi passer les messages (S. Vogel, A.M. Boyer). Toujours chez les Baoulé, la statuette dite cynocéphale a de fait une position humaine (le portage de coupe) et des traits de hyènes. Elle représente une divinité intermédiaire (*amuin*), réceptacle d'esprits qui entrent en possession des humains pour les informer (cultes de divination par transe). Les Baoulé les considèrent comme horribles voire dangereuses et les conservent dans un abri à l'extérieur du village (AM Boyer)[75].

Il peut exister plusieurs méthodes concurrentes au sein d'une même ethnie ; chez les Bassari, peuple qui se localise au Sénégal, en Guinée-Bissau, Guinée-Conakry et Gambie, J.-P. T. Bidiar décrit 3 méthodes bien différentes. La première requiert des baguettes de bambou, la deuxième la transe de femmes possédées par les esprits, la dernière l'utilisation d'un tamis qui retient l'eau quand l'incantation arrive au nom du mal, c'est à dire la cause exacte du trouble du consultant.

C'est donc l'oracle, autant l'augure (qui parle avec autorité) que l'opinion elle-même (l'oracle rendu) qui désigne la responsabilité du mal.

---

[75] Un autel d'amuin est représenté dans le catalogue de l'exposition.

Il est évident que le "diagnostic" est facilité par la bonne connaissance du milieu auquel le devin-guérisseur appartient lui-même ; il peut ainsi déterminer de façon plus ou moins intuitive les influences bénéfiques ou nocives qui peuvent jouer un rôle dans le déclenchement et selon quels principes il est possible de proposer une remédiation[76].

Sources

-M.N. *Anderson La médecine traditionnelle africaine, ancêtre d'un certain Hippocrate in* *http://www.sentiers-de-sagesse.com*

-*J.P. T. Bidiar Rites de protection et de guérison de l'enfant chez les Bassari du Sénégal in Peuples du Sénégal Ed Sépia Saint Maur 1996*

-*A.M. Boyer Baoulé Ed 5 Continents Milan 2008*

-*E. de Rosny L'Afrique des guérisons Ed Karthala Paris 2010*

-*P. Laburthe-Tolra Initiations et sociétés secrètes au Cameroun. essai sur la religion béti Ed Karthala Paris 1985*

-*A. LaGamma Art and oracle. African art and rituals of divination Ed HN Abrams New York 2000 (exposition au metropolitan Museum of Art 25 avril - 30 juillet 2000*

-*M Paternot Lumière sur la Volta Ed Librairie Missionnaire Paris 1953*

-*J. Pemberton III Divination in Sub-Saharian Africa page 10 -21 in A LaGamma Art and oracle. African art and rituals of divination Ed HN Abrams New York 2000*

-*C.-H. Pradelles de Latour Le crâne qui parle Ed EPEL Paris 1997*

-*S. Vogel L'art baoulé du visible et de l'invisible Ed Adam Biro Paris 1999*

[76] Nous avons pu vérifier ce point en consultant des devins au Cameroun ; notre demande de consultation en tant que personne extérieure au milieu - quoi de plus étranger qu'un blanc arrivant d'Europe - rend la divination binaire très aléatoire; elle a été parfois vécue comme une menace de prise de pouvoir.

Etude

Les arts de la divination - Les oracles à souris

Alain-Michel Boyer

"Pour guider les mortels dans l'art obscur des présages, je leur rendis clairs les signes jusque-là enveloppés d'ombre". Prométhée dans *Prométhée enchaîné* d'Eschyle.

La technique divinatoire, science des signes, est-elle "le plus beau des arts" ? C'est du moins ce qu'assure Platon, dès la naissance de la philosophie, dans son *Phèdre* (238 a). Elle tient en tout cas une place centrale dans la culture yohure, comme elle l'a tenue en Mésopotamie, en Grèce ou dans l'ancienne Chine, et elle reste, on le sait, dans notre modernité, malgré sa condamnation par les monothéismes, une activité vivante et lucrative, même si le devin n'intervient plus dans la sphère publique. A la différence de la prophétie, qui notifie et annonce, elle consiste à lire, à décrypter, à décoder les secrets cachés et les volontés obscures des forces surnaturelles. Puisque connaître l'avenir est un désir constant, tant est vivante l'idée d'un univers rempli de signes, les Yohurè révèlent, dans cette manifestation de leur attitude à l'égard des énigmes de leur destinée, et dans cette quête permanente des messages divins, une grande partie de leur culture.

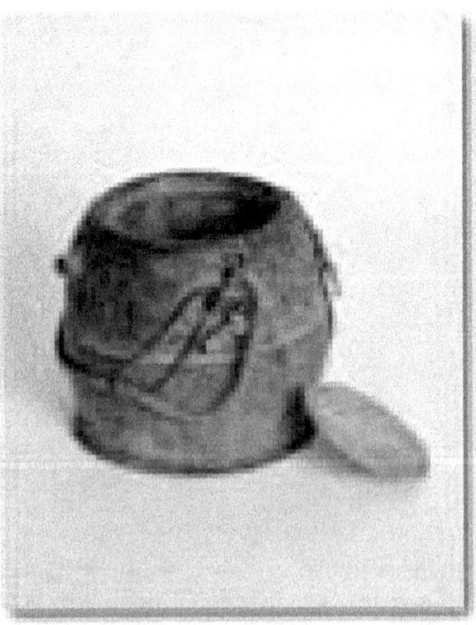

Monnpo Couvercle "boîte de lait ". Coll. de l'auteur © MUVACAN

Presque tous les vieillards possèdent une ou deux boîtes à souris, appelées *monnpo*, et il est rare de pénétrer dans un village, le matin ou le soir, sans voir quelqu'un consulter l'oracle. Cet objet, aujourd'hui le plus souvent en terre, consiste en une poterie recouverte d'une peau d'antilope rouge (*folè*) - animal dont les entrailles sont réputées receler le futur - et, à la base, pour la protéger, d'une écorce (*twè kpli*). Les boîtes à souris, disent les Yohurè, étaient jadis en bois, et" joliment décorées", mais ils assurent que les sculpteurs "spécialistes" de cet art ont disparu. A. Zégata, par exemple, village de huit cents habitants, il ne reste qu'une seule boîte en bois, ornée de personnages en faible relief, mais dans d'autres bourgades, on peut en trouver qui sont composées des deux matières combinées, bois et argile, attachées par des cordes de cuir. Plus exceptionnellement, on rencontre aussi des boîtes en métal, en aluminium, voire en laiton. Il arrive que le devin ajoute, sur le pourtour de la boîte, d'autres petites peaux animales, des queues de porc-épic, et différentes médecines contenues dans des sachets de toile, destinées à décupler la puissance prédictive. Une lanière de cuir, fixée au sommet, permet de la porter, et il est fréquent, vers dix-sept heures, après la sieste, de voir un vieil homme marcher lentement de son domicile vers l'ombre d'un manguier, en tenant à la main ou sur l'épaule son instrument de prédilection.

Ce type de divination n'est pas propre aux Yohurè : il existe également chez les Guro du Nord, qui appellent la boîte *monebo* ou, selon les dialectes, *moninpo* (alors que cette pratique est moins répandue chez les Guro de l'Ouest, et que les Guro du Sud l'ignorent totalement)[77] et, plus à l'ouest, chez les Toura[78]. A l'est des Yohurè, les Baule le pratiquent aussi, mais dans une moindre mesure. Bien qu'ils aient fait connaître les oracles à

---

[77] Voir à cet égard : Eberhard FISCHER et Lorenz HOMBERGER, "Orakelwassen ", p. 22-27, dans : *Die Kunst der Guro, Elfenbeinküste*, Zürich, Museum Rietberg, 1985. Et Lorenz HOMBERGER, *Insight and Artistry in African Divination*, Londres, Editions John Pemberton III, 2000.

[78] Voir : L. TAUXIER, "la Religion des Toura ", *Journal de la Société des Africanistes*, vol. 1, n° 2, 1931, p. 259-280.

souris, qu'ils nomment *gbékré sè*, aux amateurs d'art africain, ils ne sont pas à l'origine de cette divination, et ils reconnaissent eux-mêmes l'avoir empruntée aux Yohurè, par l'entremise des Yohurè-Baule, qui vivent presque au contact des sous-groupes baule Akwé et Nanafwé. Il semble que cette pratique tende d'ailleurs à disparaître chez eux, alors qu'elle reste extrêmement vivace chez les Yohurè. Et, à mesure que l'on s'éloigne de l'aire yohurè, dans d'autres sous-groupes baule, plus à l'est et au nord-est, cette pratique se raréfie encore. Ainsi, les Godè, autre sous-groupe baule installé dans la région de Béoumi, l'ignorent totalement, certains d'entre eux la considérant comme "peu fiable". Plus à l'est de la Côte d'Ivoire, elle existe uniquement chez les Agni de l'Ouest, et demeure absente chez les Agni de l'Est.

En somme, cette aire de diffusion, bien localisée, s'est effectuée à partir d'un centre, aisément situable, on le voit clairement, chez les Yohurè qui, aujourd'hui, affirment tous qu'ils sont à l'origine de cette divination, et que les Guro eux-mêmes la leur auraient empruntée.

Elément significatif : cette pratique, chez des peuples de langues et de cultures différentes, fournit ainsi des indices sur les échanges culturels et sur les phénomènes de transmission, plus favorables selon certains axes (est-ouest) que sur d'autres (sud-nord ou nord-sud).

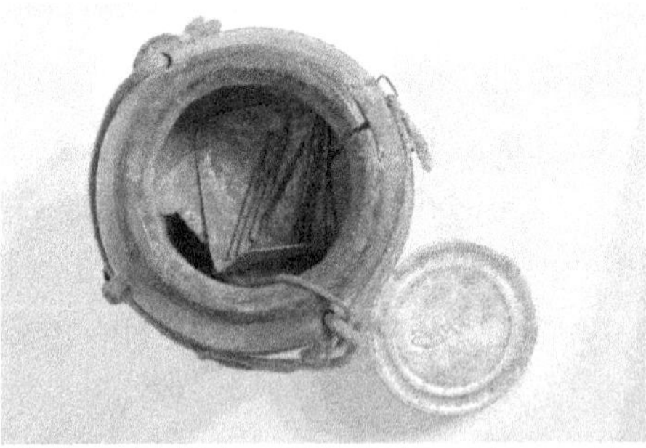

Oracle à souris Yohurè.
Compartiment supérieur.
Coll. de l'auteur © MUVACAN

Il semble qu'un tel oracle ait été infiniment plus en vogue jadis, du moins si l'on se fie aux quelques témoignages de voyageurs. Tel celui, en

1934, de Henri Labouret[79] ou celui de l'écrivain français Paul Morand, qui, traversant la Côte d'Ivoire en 1928, l'évoque chez les Yohurè : "Nous déjeunons à Bouaflé, grand centre de chasse (...) Dans ces régions-ci existent des rats fétiches. On met des os dans une marmite à double fond. On lâche les rats, ces rongeurs dérangent les os et du sens de leur déplacement on tire des présages[80]". En dépit de la persistance de cette divination, on constate aujourd'hui une relative perte d'influence (les souris ne sont plus systématiquement consultées lors de la dation du nom d'un bébé) et, au cours de mes séjours chez les Baule, les Guro, les Yohurè, je n'ai que rarement vu un sculpteur appliqué à fabriquer une boîte (si l'on excepte les fabricants de faux dans les faubourgs de Bouaké) : toutes celles qui restent en usage dans les villages sont fort anciennes, certaines ayant subi plusieurs réparations consécutives, avec des plaques d'aluminium, des agrafes, des clous. Ce qui distingue ces objets des effigies cérémonielles : un masque endommagé ne participe plus aux danses ; remplacé par une pièce neuve, il est relégué dans le bois sacré, où on l'abandonne aux xylophages, à moins qu'il ne serve comme autel pour des sacrifices, alors que la boîte à souris peut être restaurée, comme le seraient un siège ou une casserole... De telles réparations font de cet oracle un objet qui relève totalement du domaine profane.

Une particularité esthétique a été notée à plusieurs reprises[81] : tandis que chez les Guro les boîtes à souris restent dépourvues d'ornementation, et que chez les Yohurè elles ne sont que rarement rehaussées de motifs ou, si elles en comportent, le limitent à un décor minimaliste (des incisions, des têtes, un personnage ou une souris sculptés en bas-relief), en revanche, chez les Baule, elles sont parfois ouvragées – alors que, il importe d'insister, elles sont moins nombreuses dans les villages. Ce sont des

---

[79] Henri LABOURET, "La divination par souris en Côte d'Ivoire ", Bulletin du Musée d'Ethnographie du Trocadéro, n° 8, Paris, 1934-1935, pp. 4-11.

[80] Paul MORAND, *Paris-Tombouctou*, Paris, Flammarion, 1928, p. 212.

[81] Voir : Alain-Michel BOYER : "La statuaire des Baoulé ", Université d'Abidjan, Institut d'ethnosociologie, 1975, ronéo, p. 43. Idée reprise, à la suite d'une discussion avec Alain-Michel Boyer, par Vincent BOULORE, dans "Réceptacles ouvragés de Côte d'Ivoire centrale ": *Réceptacles*, Musée Dapper, 1997, p. 228.

motifs géométriques, des incrustations de clous de tapissier, des gravures de sièges, mais il arrive que ce soient des figures humaines, des masques, voire des effigies en haut-relief ou en ronde-bosse sculptées dans le même bloc de bois que la boîte à souris elle-même.

Néanmoins, de telles représentations anthropomorphes complètes sont rarissimes : il n'existe qu'une demi-douzaine d'exemplaires connus, la plupart collectés chez les Baule du sous-groupe Aïtou (qui vivent non loin des Yohurè) par l'historien de l'art allemand Hans Himmelheber, lors de ses deux voyages en Côte d'Ivoire avant la Seconde Guerre Mondiale, le premier en 1933, le deuxième en 1934 et 1935 – ce qui semblerait attester que ce sont les œuvres, sinon d'un même sculpteur, du moins d'un atelier en place au cours de ces années-là ; d'autant que Himmelheber parcourut essentiellement l'Ouest et le Sud du pays baule. Pour remercier les autorités françaises d'avoir facilité son séjour, il offrit la première pièce (recueillie en 1933) au musée d'Ethnographie du Trocadéro : elle est aujourd'hui exposée au Louvre, au pavillon des Sessions. Comme le marchand d'art africain Charles Ratton convia aussitôt Himmelheber à retourner en Côte d'Ivoire, ce dernier lui rapporta trois autres pièces : l'une fut vendue presque sur-le-champ, en septembre 1935, au musée d'Ethnographie de Neuchâtel, l'autre rejoignit le Musée Barbier-Mueller[82], une autre encore appartient désormais à la collection Marceau Rivière[83]. Sur celle-ci, le récipient est doté d'un personnage sculpté en haut relief, debout, les pieds en fragile équilibre, les genoux légèrement fléchis, les bras parallèles le long du torse, le visage tourné vers l'intérieur, attentif, examinant scrupuleusement le résultat du processus divinatoire, comme un enfant trop curieux qui se hausserait par la force de ses mains pour entrevoir de l'autre côté d'un mur. Sur l'exemplaire du Louvre, en revanche, le personnage, assis, tourne le dos à la boîte, contre laquelle il s'appuie, la paroi devenant la prolongation de son siège, comme s'il attendait patiemment que les souris accomplissent en paix leur travail : les

[82] Inv. 1007-148. Reproduite dans : *Arts de la Côte d'Ivoire*, Musée Barbier-Mueller, Genève, 1993, tome 2, p. 144.
[83] Reproduite dans : Alain-Michel BOYER, *Baule*, Editions Cinq Continents, planche 45.

mains sur les genoux écartés, la tête pensive et légèrement inclinée, les yeux mi-clos, il mime parfaitement la position du devin. Sur l'exemplaire du Musée Barbier-Mueller, apparaissent deux hommes et deux femmes, sculptés cette fois en bas-relief : sans doute le devin et ses clients, l'un en consultation, les trois autres en attente ; l'un des personnages masculins tient deux œufs dans les mains, offrande couramment faite aux conjoints mystiques et aux génies de la nature, ce qui semble attester une connivence de cette divination avec les esprits – qui connaissent souvent l'avenir, eux aussi. D'ailleurs, on le verra plus loin, le mythe d'origine de l'oracle raconte que les souris, avant d'être retenues en captivité, vivaient en bonne intelligence avec les génies.

Sur ces trois exemplaires, la station assise des personnages est reprise, soulignée par la décoration inférieure de la boîte à souris, qui répète explicitement la forme de certains sièges circulaires des Yohurè et des Baule, avec une douzaine de pieds en forme de chevrons brisés, si bien que l'on a l'impression que la partie cylindrique repose sur un tabouret, celui-là même sur lequel s'assoit l'officiant.

Bien que le personnage sculpté offre une représentation idéalisée de la pratique oraculaire et de l'attitude du devin au cours de la consultation, l'ornement n'est pas destiné, contrairement à ce qui a été suggéré jadis, à fournir son "portrait "[84]. Servirait-il alors, comme on pourrait le croire, à grandir sa réputation, à élargir son audience ? En aucune façon : la figure n'a pas pour rôle de fournir des informations sur l'identité du détenteur de l'oracle, sur sa personnalité, son statut, et elle n'est pas réalisée selon ses vœux[85] : d'abord parce que l'immense majorité de ces boîtes à souris sont, répétons-le, d'une apparence strictement uniforme, ensuite parce qu'elles changent fréquemment de main, mais surtout parce qu'un devin renommé ne possède jamais un oracle plus ouvragé qu'un autre de moindre réputation – toutes les personnes que j'ai interrogées à cet égard

---

[84] C'est l'idée de Hans HIMMELHEBER dans : *Der Kultur der Baule*, Berlin, 1935, p. 52.

[85] C'est ce qu'affirme pourtant Vincent BOULORE : "Réceptacles ouvragés de Côte d'Ivoire centrale ", dans : *Réceptacles*, Musée Dapper, 1997, p. 228.

sont unanimes – et les devins tenus en haute estime se satisfont de boîtes à souris modestes, parfois ébréchées, endommagées, en tout cas usées par des pratiques répétées.

En fait, ces ornements ont pour dessein, avant tout, d'assurer la promotion et la réputation du sculpteur lui-même : étant donné que les artistes baule sont plus nombreux qu'en pays yohuré, et que leur prestige est plus grand, les embellissements de ces pièces profanes, visibles à tout moment par un grand nombre de personnes, jouent le rôle d'argument publicitaire, en vue d'éventuelles commandes, plus importantes, de masques ou de statues cérémonielles. En témoigne le traitement plastique des personnages qui, avec les formes rondes et pleines des bras, des jambes, des fesses, la coiffure raffinée, les scarifications sur les tempes et le cou, correspond tout à fait aux sculptures de conjoints mystiques (*blolo bla* et *blolo bian*) ou de génies de la nature (*asiè usu*). D'après les Baule et les Yohurè interrogés, ces sculptures adjointes à la boîte sont d'ordre exclusivement décoratif, et n'exercent en aucun cas une fonction rituelle – à l'instar de ce qu'il advient sur les étriers de bobines de métiers à tisser, dont certains comportent une tête humaine, parfois surmontée d'une petite jarre : cette ornementation, sur ces pièces de dimensions réduites, mais elles aussi ostentatoires, vues de tous, a exactement le même objectif.

En somme, l'appropriation de l'oracle par les Baule s'est accompagnée d'une transformation esthétique, d'un surinvestissement stylistique, et son utilisation, chez eux moins fréquente, avec une science interprétative simplifiée, une moindre technicité dans les modes de lecture, a été compensée par un surcroît de recherche artistique, une surenchère ornementale, comme si la nécessité de sublimer l'objet, le raffinement et l'élégance suppléaient à un plus faible intérêt accordé à la pratique : l'esthétique se substitue presque à l'usage réel.

En dépit d'une apparence extérieure qui peut varier, selon l'ajout ou non de décorations, la structure de la boîte est relativement uniforme : cylindrique, haute de dix-huit à vingt-trois centimètres environ, relativement légère, elle comporte deux étages, séparés par une petite ouverture : les souris, au nombre de deux à quatre – le chiffre le plus courant est trois – vivent dans le compartiment inférieur, mais viennent manger dans le compartiment supérieur. Ce sont de toutes petites souris, capturées très jeunes, appelées, par les Yohurè, *faa* lorsqu'elles vivent en liberté dans les champs, mais elles changent de nom lorsqu'elles sont chargées de transmettre des oracles : elles deviennent alors des *monnè*. Elles ont été préalablement stérilisées par l'absorption de certaines feuilles – car il essentiel qu'elles n'aient pas de petits. La boîte est accompagnée de deux plaquettes (appelées *monka* par les Yohure, *monega bali* par les Guro et *gbékré awa* par les Baule) sur lesquelles sont attachés, fixés d'un seul côté, dix bâtonnets, nommés *wlo* par les Yohurè, alors que les Baule les appellent *gbékré nyma*, "yeux de souris". Il arrive que ces tiges, parfois (mais il semble que cette pratique fut plus répandue jadis, à en juger par les pièces aujourd'hui dans les musées) portent, à leur terminaison, des perles ou des cauris, comme pour accroître la valeur divinatoire de l'oracle – des cauris qui sont par ailleurs largement utilisés en Afrique dans la divination par le lancer.

Plaquettes et bâtonnets sont aujourd'hui métalliques mais, autrefois, les premières étaient constituées de carapaces de tortues, et les seconds d'os de chauves-souris, animaux qui affectionnent également les lieux cachés, les anfractuosités, les cavernes. Les bâtonnets, sur chaque plaquette, sont répartis en deux séries : une moitié située à droite donne les nouvelles locales (*fla*), c'est-à-dire celles qui concernent le village, la maisonnée, les personnes ; une autre moitié, à gauche, donne les nouvelles de l'extérieur (*siseru*), de la brousse, de l'espace non cultivé, ainsi que des autres villages. Chez les Baule la première série désigne la famille (le plus souvent maternelle) et chez les Guro, les êtres vivants ; la deuxième série, les étrangers chez les Baule (et aussi la famille paternelle), les morts chez les Guro. Ces divergences proviennent de règles familiales différentes : par exemple, le fait que les Baule privilégient la famille maternelle s'explique parce qu'il s'agit d'un peuple régi par la matrilinéarité, à la différence des Yohure et des Guro, patrilinéaires.

L'une des plaquettes annonce les nouvelles du matin, l'autre celles de l'après-midi, du soir et de la nuit, mais, pour chaque consultation, les deux plaquettes sont introduites successivement dans la boîte, celle du matin en premier, suivie de celle du soir. Un couvercle (*lèa*), sous la forme d'une coupelle en bois ou en terre cuite, sert aussi de récipient destiné à recueillir un peu de balle de riz pilée (*saa-fluu*), et l'on dépose toujours un morceau de manioc (*'puu*) dans la boîte pour nourrir les souris lorsqu'elles ne sont pas sollicitées. Lors de chaque consultation (*pandi*), on dépose quelques pincées de balle de riz ou de céréales sur les bâtonnets qui ont été préalablement mouillés d'eau ou de salive afin de faciliter l'adhésion, puis ils sont soigneusement alignés ; on frappe légèrement le couvercle contre le sommet pour "réveiller" les souris, leur "donner le branle", les "déclencher" – en réalité plutôt pour les faire fuir vers le compartiment inférieur, afin de placer plus aisément la plaquette au premier étage ; on prononce alors quelques formules à mi-voix. Puis, lorsque le récipient est fermé, on pose une première question, tout en invoquant les souris et en plaçant l'index sur le bord de la boîte refermée avec le couvercle. Elles montent alors, et dérangent, en venant manger, l'agencement des bâtonnets. Le devin, après avoir heurté à nouveau le pot pour faire redescendre les souris, l'ouvre pour récupérer, très précautionneusement, la plaquette ; il se trouve en mesure de la "lire" : toute nouvelle configuration recèle un sens, puisque, selon la manière dont les souris ont déplacé les bâtonnets, l'avenir est interprété. Le reste est affaire de "traduction", du passage d'un langage muet vers la parole.

Quand on possède une boîte à souris, il importe de l'interroger chaque jour, matin et soir, et même chaque fois que c'est nécessaire, notamment quand une personne se présente pour un souci particulier. Si les souris "ne travaillent pas", dit-on, elles courent le risque de se laisser dépérir. La consultation peut être relativement longue, celle du matin surtout, qui dure de l'aube à onze heures environ.

Pourquoi des souris ? Beaucoup de civilisations, on le sait, font état, bien avant Mickey Mouse, de souris qui parlent, qui s'imposent comme des porte-parole efficaces, rusées, astucieuses, et cela depuis la *Bratrachomachia*, épopée –longtemps attribuée à Homère lui-même – qui, parodiant l'*Iliade*, évoque une bataille de grenouilles et de souris ; mais les muridés sont aussi les personnages, depuis longtemps, de nombreux contes : citons seulement *La bonne petite souris* de Mme d'Aulnoy, qui décrit la métamorphose d'une fée en souris. Davantage : on leur attribue souvent, en Occident également, des pouvoirs prophétiques, comme en témoignent bien des croyances superstitieuses : quelques souris ont-elles rongé des objets de culte ? C'est le signe que le destin s'apprête à frapper de façon imminente. Se mettent-elles à siffler ? Une tempête est annoncée, etc. En Afrique, c'est chez les Bamana qu'elles occupent le rôle le plus marquant, en étant doublement liées aux cérémonies d'excision : dans la mesure où, après l'ablation, le clitoris des jeunes filles leur est donné en offrande, on considère d'une part que le sexe d'un futur premier né dépendra du sexe de la souris qui a mangé ce fragment d'organe, et d'autre part que l'animal emporte la partie mâle de l'âme de l'excisée (le clitoris est interprété comme appendice masculin), une âme qui devra attendre une prochaine réincarnation[86].

Chez les Yohurè, un mythe est à l'origine de leur fonction oraculaire : jadis, les souris parlaient comme les humains, et tout un chacun était en mesure de converser librement avec elles, lors de longues discussions. Mais un jour, un homme reçut la visite d'un muridé qui lui confia que sa femme devait se hâter de préparer le repas du soir, car un messager allait bientôt venir annoncer le décès de sa mère, qui vivait dans un autre village. Toutefois, la femme prit son temps, en dépit de nouvelles interventions de la souris auprès de l'homme, qui pressait sa femme, à chaque fois, de se dépêcher. Pendant qu'elle préparait les bagages pour se rendre aux funérailles, elle en profita pour manger en cachette – action interdite à une femme en deuil (selon une autre version, la femme fit demi-tour et revint

---

[86] Voir : Dominique ZAHAN : *Sociétés d'initiation Bambara : le N'Domo, le Korè*, Paris-La Haye, Editions Mouton, 1960.

à son domicile pour se restaurer). La souris annonça à l'homme que sa femme, à l'aise, insoucieuse, était en train de tranquillement déguster son repas. Suite à cette délation, l'épouse se mit en colère et, voulant tuer la souris, la poursuivit dans toute la maison. L'animal se dissimula dans un pot et choisit de demeurer à jamais dans ce refuge, mais comme il est impossible à un muridé de parler en cachette, il perdit aussitôt la voix. Depuis ce jour, les souris, qui se cachent dans des boîtes, s'expriment par l'intermédiaire des bâtonnets, et "les hommes seuls sont en mesure de les écouter". Un mythe analogue chez les Guro souligne que le facteur perturbant, chez ces peuples patrilinéaires, est la femme – qui tient un rôle semblable dans la révélation des masques aux humains – alors que chez les Baule, le responsable est un jeteur de sorts.

Dispositif essentiel : sous la boîte, un orifice aux bords parfois renforcés de plaques métalliques permet à la souris, considérée par les Yohurè comme "un animal des profondeurs", apte à se dissimuler, à facilement s'enfoncer sous le sol, de rester en rapport direct avec celui-ci, d'écouter les réponses de la terre dont elle n'est qu'une messagère, un intermédiaire chargé de rapporter les informations des puissances chthoniennes. Selon les Yohurè, "la souris vit sous la terre, c'est là son domaine" (une autre justification, plus prosaïque, à la présence de ce trou au fond de la boîte, est de permettre l'évacuation des urines et des excréments). Ambassadrice de la face cachée de l'existence, la souris est en effet loin d'être omnisciente : c'est la terre, considérée comme le siège de la vie, et elle seule, qui possède les secrets : "*Yowlè flafètunèn o'trè de wè laabho yroo*" ("Grâce à cet instrument, les Yohurè peuvent demander des nouvelles à la terre"). N'est-elle pas, pour les Yohurè, apparue en premier, au commencement du temps, avant même le ciel ? Même conception chez les Baule, pour qui la déesse Terre (*Asiè*) est antérieure à la divinité suprême (*Nyamien,* mot qui désigne également le ciel), comme le raconte un mythe d'origine : la première régnait dans l'azur pendant que le second, son subalterne, travaillait pour elle, en contrebas, pour lui faire notamment sa cuisine, jusqu'au jour où, par mégarde, elle fit tomber un morceau de nuage sale dans le plat que son marmiton lui avait apporté, ce qui conduisit à une inversion des rôles et des pouvoirs.

D'où la nécessité de consulter l'oracle dès l'aube, juste après avoir quitté le sommeil – lui aussi proche des forces invisibles – et avant d'y plonger à nouveau. Dépositaire des secrets chthoniens, la souris est ainsi la parole de la terre ; par elle, cette dernière continue d'agir, et l'animal permet simplement d'établir le contact avec l'arrière-monde et le surnaturel.

Ce lien avec les puissances souterraines n'a rien d'exceptionnel : en Grèce, certains consultants n'allaient-ils pas dormir dans des grottes afin d'être habités par un rêve qui comporte un conseil ? Les oracles antiques n'étaient-ils pas liés à des lieux, à des héros, à des mythes telluriques ? La pythie ne siégeait-elle pas dans une cavité ? L'oracle à souris, du reste, comporte quelques analogies avec la géomancie, ou "divination par la terre", dont l'aire de diffusion, considérable, s'étend de l'Extrême-Orient à l'Amérique du Sud et à l'Afrique. Comme la divination chinoise par le Yi-King, ces mantiques se rattachent à des cultes chthoniens, dont le sens et la portée demeurent encore en partie inconnus, mais qui avaient sans doute quelque rapport avec des rites de fertilité. L'oracle à souris relèverait de la sorte d'une opération rituelle d'ouverture à la terre-mère.

En réalité, bien des sociétés africaines recourent à des pratiques analogues, avec des animaux qui ont pour refuge des cavités, des terriers : au Mali, chez les Dogon, les devins tracent sur le sable des figures géométriques, des rectangles, puis y déposent des arachides ; l'agencement de ces lignes, au cours de la nuit, est perturbé par les renards ou les chacals qui y laissent les traces de leurs pattes, telles des signatures ou une écriture de l'invisible[87] ; chez les Peul, comme le raconte Amadou Hampâté Bâ dans *L'Etrange Destin de Wangrin*[88], les devins déposent des os de renard sur du sable finement étalé à la surface d'une peau tannée, afin d'interpréter

[87] Voir la photographie de cette divination prise lors de la troisième mission Griaule, Sahara-Soudan, dans : *"Magies "*, Paris, Musée Dapper, 1996, p. 59.
[88] Amadou Hampâté BA : *L'Etrange destin de Wangrin*, Paris, 10/18, 1973, p. 308-309.

les figures géomantiques ainsi dessinées ; à l'extrême nord du Cameroun, existe aussi une divination avec des araignées[89], etc. D'autres pratiques, encore plus répandues en Afrique, comme le lancer de lacets en cuir, de noix de cola, de cauris, relèvent de cette géomancie, puisqu'il s'agit d'analyser les figures composées, au contact même du sol, par leurs combinaisons, simples ou complexes, et par leur position et leurs relations dans le graphe ainsi obtenu sur le visage de la terre. Toutefois, les Yohurè n'ont que très peu recours à ces types de divination, à l'encontre de leurs voisins, situés plus au nord, les Wan et les Mona[90] qui, bien que relevant eux aussi de l'aire mandé, ne possèdent pas, en revanche, d'oracle à souris – ce qui atteste qu'une société se définit aussi par ses modes de divination et par ses modalités de relations avec l'avenir.

Si la combinaison chiffrée, analogue à celle qui est dessinée, dans d'autres civilisations, par les dés, les osselets – bien que plus complexe – peut sembler à un esprit rationaliste le résultat du hasard, les signes ne sont jamais considérés comme tels, puisque libres de manipulation humaine. Chez les Yohurè, tous les bâtonnets déplacés sont interprétés comme d'authentiques réponses de la terre elle-même, une "parole donnée" disent les devins, puisqu'ils s'associent ou se rejettent pour former des figures, pour esquisser un langage, alors que ceux qui n'ont pas été dérangés par les souris, perdant temporairement leur fonction, restent muets. Le consultant, en faisant porter son interrogation sur les diverses modalités de la présence du sacré dans les messages déchiffrables de l'univers, recherche, comme pour un haruspice, les marques fortuites au sein de l'ensemble : la valeur de présage du bâtonnet change radicalement en fonction de sa situation, de sa disposition et de la proximité de la balle de riz. Dès lors, chacun d'entre eux possède un nom, un sens et un rôle, mais ceux-ci peuvent varier en fonction de la question posée, si bien qu'il existe des significations que l'on peut appeler latentes ou potentielles.

89 Voir : Paul GEBAUER : *Spider Divination in the Cameroons*, Milwaukee, Wis.Public Museum Publication in Anthropology, n° 10, 1964 .

90 Sur la divination chez les Wan et les Mona, voir : Alain-Michel BOYER : *Le Sacré, le secret, Les Wan, Mona et Koyaka de Côte d'Ivoire*, Paris, Hazan, 2011, p. 48-50.

- Le premier bâtonnet (à droite comme à gauche de la plaquette, pour l'" intérieur" aussi bien que pour l'" extérieur") s'appelle *sa* et désigne à la fois la flèche (de même que les paroles agressives – qui percent comme des flèches) et le petit garçon âgé de moins de dix ans ; mais également un vieil homme retombé en enfance. Chez les Baule et les Guro, on observe de légères divergences, et des ajouts de significations quant à la fonction et à l'interprétation des bâtonnets : le premier se rapporte aussi au devin, à un jeteur de sort, ou à un infirme chez les Baule, et au sacrifice, à un danger, à une transgression chez les Guro.

- Le deuxième bâtonnet, appelé *blo*, désigne à la fois un antagonisme ou un conflit, mais également, si étrange que cela puisse être en apparence, la fillette ou l'adolescente, âgée de trois à quinze ans (voire la vieille femme retombée en enfance), et il concerne également des réalités aussi diverses que *bo* (le cabri des sacrifices) et *lala* (l'argent). Chez les Baule, il ne renvoie qu'à la jeune fille et chez les Guro, à un homme d'âge mûr.

- Le troisième bâtonnet, appelé *muan*, désigne la femme mariée, mais aussi la pluie, le bois, la terre…, et il concerne également la mère (*nonyabu*). Chez les Baule, il ne se rapporte qu'à la femme mariée et les Guro lui adjoignent la valeur de signe néfaste.

- Le quatrième bâtonnet, appelé *fégonè*, désigne l'homme d'âge mûr, d'une trentaine ou d'une quarantaine d'années (*tudu*), mais aussi parfois certaines possessions de ces hommes (plantations, fusils, etc.), ainsi que les grandes divinités, les *yu* comme le *kalè*. Totale divergence chez les Baule et les Guro : alors que les premiers lui attribuent le sens d'homme d'âge mûr, les seconds le considèrent comme l'indice de la mère ou d'un ancêtre féminin.

- Le cinquième bâtonnet, *wéri*, désigne à la fois le vieil homme et la parole, mais également la sagesse (que recèle, comme il se doit, la parole du vieil homme) et il peut concerner une notion appelée *sèrèn* qui, en fonction de la disposition des bâtonnets voisins, signifie éventuellement quelque chose de positif (recevoir un cadeau, gagner beaucoup d'argent, avoir du bonheur) ou quelque chose de négatif (une maladie, un danger, un malheur). Autre dissemblance chez les Baule et les Guro : pour les premiers, ce bâtonnet désigne le jeune homme et pour les seconds, le vieillard ou un ancêtre masculin.

Tantôt le consultant recherche un message spontané des divinités de la terre, pouvant se rapporter à n'importe quel événement ; tantôt il interroge avec une intention précise afin d'obtenir une réponse spécifique. Et les questions vont toujours du général au particulier. Ainsi, dès l'aube, entre cinq et six heures du matin, avant même de prendre le petit déjeuner, mais après avoir salué le chef de la cour, la première qui est posée est, dans toutes les circonstances, la suivante : "Il fait jour, comment vois-tu le jour ?" ("*Tu kièn, è kièn tro* ?"). Si la réponse est encourageante, si les souris annoncent qu'il n'arrivera aucun malheur, il est alors possible d'aller travailler dans les champs. Sinon, il importe de poser aussitôt d'autres questions : "Ce malheur me touchera-t-il ?" ("*Mè ka ?*"), "Touchera-t-il l'ethnie entière. Le village ? Le quartier ? La famille ?" Etc. Le soir, on interroge à nouveau : "La nuit tombe, nous allons dormir, pouvons-nous nous coucher en paix ? Le matin viendra-t-il sans encombre ?". Si la réponse est positive, la consultation s'achève aussitôt ; sinon, elle se poursuit par des questions de plus en plus précises.

Comme on consulte l'oracle à souris dans toutes les circonstances de la vie, les questions peuvent porter sur d'infinis sujets : si l'un des fils doit passer un examen, on demande s'il va réussir et s'il faut, pour faciliter les résultats, faire une offrande à un *yu* ou à *l'asiè buzu* ; avant un voyage, on demande si l'on reviendra sain et sauf; mais on interroge aussi pour des raisons apparemment les plus futiles, par exemple si l'on attend des visiteurs et qu'ils tardent à arriver, on questionne les souris pour savoir s'ils finiront par se manifester... Il est vrai que l'oracle acquiert un rôle crucial lorsqu'une femme attend un enfant : elle consulte pour connaître le jour, l'heure de l'accouchement, si l'enfant sera un garçon ou une fille, s'il est nécessaire de faire un sacrifice pour faciliter la délivrance ; s'il est annoncé que tout se passera bien, l'accouchement se déroulera au village, avec l'aide d'amies; s'il est prévu qu'il sera difficile, la femme devra offrir un sacrifice à une divinité et elle sollicitera l'aide d'une sage-femme du village, qui connaît les médecines locales, ou, plus simplement, aujourd'hui, elle demandera s'il faut à tout prix se rendre à l'hôpital de Yamoussoukro, de Bouaké, voire d'Abidjan (Précisons que les hommes, qui n'assistent jamais à un accouchement, consultent pendant ce temps, à l'écart, l'oracle à souris pour savoir si l'issue sera vraiment favorable, jusqu'à ce que les femmes poussent des cris de joie - trois s'il s'agit d'une fille, quatre pour un garçon !).

L'oracle prend une importance majeure en cas de maladie : pour connaître quelle en est la cause, quelles solutions peuvent être apportées, quels remèdes doivent être trouvés, la nature des herbes et des décoctions qu'il importe de prendre, mais également s'il est préférable de consulter un guérisseur local ou un médecin diplômé de l'université ; en cas de symptômes alarmants, on interroge aussitôt les souris pour savoir si le malade va mourir. Dans l'affirmative, on demande quel sacrifice serait opportun pour retarder l'échéance, s'il faut prodiguer les soins au village ou se rendre à l'hôpital. Partant, on consulte la boîte à souris si quelqu'un vient de mourir, afin de connaître les raisons exactes du décès.

La consultation peut être privée, mais en général elle est largement ouverte à quiconque s'approche, et il n'existe aucune réticence à laisser les intrus prêter l'oreille et regarder. Les clients se présentent à tour de rôle, s'assoient au côté du devin, et lui donnent une minime contribution, de quelques pièces de monnaie, ou en nature (une poignée de noix de cola, une cruche de vin de palme, un petit sac de riz). Mais il arrive souvent, si aucun client ne se manifeste, que la consultation s'effectue librement, à deux ou trois personnes, sans rétribution, ou bien le devin s'y livre seul – ce qui indique que, par-delà sa fonction oraculaire, cette pratique possède aussi une valeur ludique, et s'impose comme un passe-temps pour les vieillards.

Voici, à titre d'exemples, quelques aperçus sur différents types d'interprétation. Si le bâtonnet *fégonè* croise le bâtonnet *wéri*, "l'homme mûr" marche sur "parole" : un malheur risque de survenir. Si les deux mêmes bâtonnets, collés l'un à l'autre, sont dirigés vers la gauche – l'"extérieur" – on obtient un bon présage. Si les dix bâtonnets sont alignés, que la balle de riz est répandue sur un côté, rien de grave ne surviendra, et il est alors possible d'aller aux champs ; alors que si la balle est répartie sur chaque bâtonnet, avec régularité, quelqu'un, dans le village ou un quartier, risque de mourir prochainement (les souris commencent à annoncer un décès environ un mois à l'avance). Si, sur le côté droit de la plaquette, le bâtonnet *muan* reste isolé, laissant à sa droite et à sa gauche *blo* et *sa* d'une part, et *fégonè* et *wéri* de l'autre, juxtaposés, un malheur grave, mortel, pèse sur une femme du village. Si *muan* et *fégonè* sont rassemblés avec *wéri*, un couple du *kuni wulo* va bientôt avoir un enfant. Si, à la question, "Est-ce que la chasse sera bonne ?", les deux *wéri* sont réunis au centre, et les autres bâtonnets rigoureusement répartis sur les côtés, le gibier sera abondant ; mais si l'un des deux *wéri* figure en diagonale sur la plaquette, la chasse sera infructueuse…

Les bâtonnets s'écartent-ils, laissant au centre un espace libre où s'est répandue la balle de riz ? Signe positif, le chemin est ouvert (au voyageur, au candidat à un examen, à un jeune homme qui souhaite se marier). Les bâtonnets s'orientent-ils tous vers la même direction ? Un danger va survenir. Les questions suivantes sont alors de plus en plus précises : "Vais-je faire une mauvaise rencontre ? Un serpent va-t-il me mordre ? La foudre me frappera-t-elle ?", etc. Jusqu'à ce que l'on connaisse exactement de quel péril il s'agit, afin de se comporter en conséquence ou de trouver une parade. A noter que la réponse indique toujours le sexe et l'âge de la personne concernée, grâce à une modification de la direction du bâtonnet correspondant.

Les Yohurè reconnaissent tous la validité de telles prédictions. Si une prophétie ne se réalise pas, la faute en incombe à celui qui a consulté, qui est faillible, qui peut faire des erreurs d'interprétation, de lecture : les souris, elles, ne se trompent jamais dans la transmission des messages. Même si tout possesseur d'un oracle est versé dans cette pratique, il existe donc des "manipulateurs" plus réputés que d'autres : ceux dont les prédictions se sont presque toujours réalisés, et qui deviennent des spécialistes, des *monpanzan*, vieillards plus habiles que l'on vient parfois consulter de villages voisins – bien que la divination s'accomplisse le plus souvent dans les limites d'une seule bourgade. Car si le processus lui-même est aisé à assimiler, plusieurs années d'apprentissage sont nécessaires pour en maîtriser toutes les subtilités. Chacun se doute aussi que le "bon" devin s'exprimera en termes suffisamment généraux ou ambigus pour ne souffrir aucun démenti. L'errance de la réponse oraculaire rappelle la nature aventureuse des prévisions, que la divination a en théorie pour dessein d'invalider, alors que chacun a conscience qu'elle est en permanence confrontée à l'opacité, à l'inconnaissable, à des mystères insondables.

Bien que la lecture des signes divinatoires, en théorie, ne soit pas abandonnée aux caprices de l'interprétation individuelle, puisqu'elle s'effectue selon des codes institués et que les possibilités de variations dans l'exégèse sont limités, l'analyse de chaque plaquette, en vérité assez complexe, assez longue quand on observe les devins contempler méticuleusement les arrangements pendant de longues minutes, un quart d'heure parfois, comporte sans doute, il faut bien le dire, une certaine part de subjectivité. D'ailleurs, on consulte rarement seul, une autre personne, à côté : est fréquemment invitée à donner son avis. Si la disposition des bâtonnets n'est pas suffisamment claire, il faut recommencer en posant la même question et, lorsque les souris sont dites "fatiguées" – en fait rassasiées, elles ne montent plus au premier étager pour avaler leur pitance… – il importe de prendre une seconde boîte, avec d'autres souris.

Les Yohurè, en général, considèrent cette pratique comme le meilleur outil divinatoire, bien qu'elle n'apporte pas des réponses toujours très détaillées aux questions posées, et bien qu'il n'existe pas naturellement de méthode à suivre pour écarter le présage s'il est néfaste – même si l'officiant suggère un rituel prophylactique en décelant l'agent causal lorsqu'il s'agit d'une maladie. Mais croire en un destin ne procède-t-il pas de la conviction que l'on peut agir sur lui si l'on dévoile les contours, les directions ? Si la destinée humaine est *inscrite*, faire parvenir à la lumière ses traces jusque-là obscures n'est-il pas un gage d'assurance et de maîtrise ? Nul doute que l'oracle à souris agit sur l'existence, l'oriente, détermine les décisions individuelles, et exerce même une influence dans tous les domaines de la vie sociale, religieuse, économique. Si le devin révèle ou prétend dévoiler l'avenir, la "parole" de la terre, puisqu'elle provient d'une divinité, pèse de manière considérable sur les événements. Il est vrai que l'oracle n'est, le plus souvent, que l'auxiliaire de la décision, un moyen de circonscrire l'ensemble des choix possibles, de sorte qu'il ne s'impose ni comme un ordre à exécuter servilement, ni comme une improvisation livrée aux circonstances, et à laquelle on se soumettrait par crainte ou par manque d'initiative individuelle. Quelle que soit l'option choisie, il en permet en tout cas la légitimation.

En vérité, l'oracle à souris, cet horoscope permanent, répond toujours au même sentiment : la peur, l'angoisse devant l'avenir. Mais en traduisant aussi un type spécifique de connaissance, il apparaît comme un inventaire des jugements, des valeurs et des faits relatifs aux événements fondamentaux, aux opérations logiques et aux échanges matériels de la culture yohure. Une culture qui accorde une large place à la divination méthodique – celle qui appartient à ce que Cicéron, dans son *De Divinatione*, appelle la mantique "artificielle" – au détriment de la divination intuitive, interne et inspirée, conditionnée par un changement d'état de conscience chez le devin, moins répandue, on l'a vu, chez les Yohure, mais qui est si fréquente, au contraire, chez les Baule (tel est le cas du *komyen*).

De toute évidence, au même titre que, chez d'autres peuples, la consultation par les osselets ou les dés, les haruspices ou l'astrologie, l'oracle à souris des Yohurè, en procédant par induction à partir de faits extérieurs, dépend d'un système déchiffrable de l'univers dans lequel tout ordre répond à une cohérence de signes : il vise à établir un paysage symbolique. La mantique se fait, dans ce cas, miroir, pour refléter l'ordre universel et le jeu des infinies correspondances. La présence de la divinité y devient image et réalité. Et, de même que les forces telluriques disposent de la sorte d'une écriture à leur échelle pour communiquer leurs décisions aux hommes, de même le consultant se laisse imprégner de ce qui émane de la terre pour en rapporter les lumières à la nuit de l'existence humaine.

Repère

Instruments de musique et divination - L'appel aux esprits

François Perrier

Nombreux sont les moyens utilisés pour rechercher les causes d'une maladie ou d'un malheur. Parmi ces moyens, les instruments de musique tiennent une place importante en Afrique centrale. Devins et guérisseurs font souvent usage d'idiophones à percussion ou à tintement - tambours, cloches, hochets, sistres - mais aussi parfois d'instruments à cordes comme des harpes ou des pluriarcs.

Nous avons choisi de mettre en lumière deux objets significatifs des pratiques divinatoires encore en usage en République Démocratique du Congo.

La cloche *dibu*

Les cloches du Bas-Congo sculptées dans le bois et finement décorées de motifs géométriques sont dénommées *madibu* (*dibu* au singulier) Elles sont souvent surmontées d'une poignée, représentation humaine ou animale permettant également la préhension. Le *dibu* est l'apanage du devin et guérisseur (*nganga*), lié au culte du *nkisi* (objet réceptacle d'esprits à des fins magico-religieuses).[91]

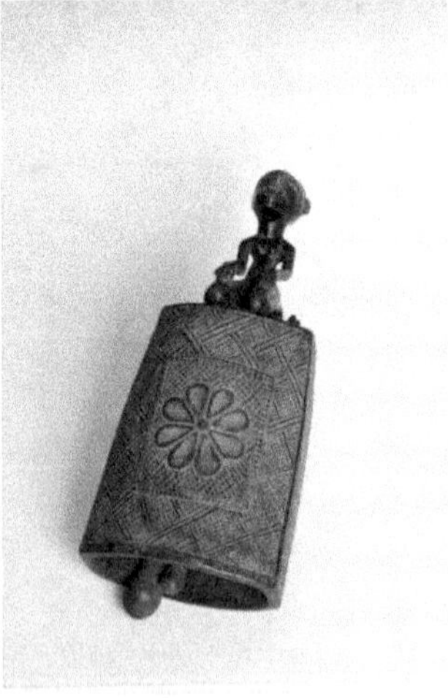

Cloche dibu de divination yombé
RDC Coll. de l'auteur © Muvacan

[91] Un *nkisi* (pluriel *mi-nkisi*) : statuette ou objet auquel est attribuée une force surnaturelle qui peut être un esprit de la nature ou l'esprit d'un ancêtre. Il peut être lié à la sorcellerie et avoir des effets maléfiques, ou être une force neutre voire utile qui assure la protection des individus.

Lors de la consultation d'un malade (ou pour toute autre raisons sociale), le *nganga* (devin-guérisseur) fait sonner la cloche pour invoquer les esprits. Il emploie aussi la cloche *dibu* au fil des recherches qu'il mène pour identifier un *"n'doki"* ou "mangeur d'âmes", pour résoudre une attaque de sorcellerie. Le culte des *minkisi* s'accompagne de chants et de danses destinés à aider dans le traitement des maladies. Les cloches servent aussi à donner le rythme, en même temps que les tambours et d'autres instruments à percussion.

Le tambour de divination, médium de l'invisible

Un des objets les plus connus est un petit gong à fente en bois que les Yaka et leurs voisins au sud-ouest de la République Démocratique du Congo nomment *mukoku ngoombu* (tambour du culte de guérison)[92]. Le corps du tambour prend la forme d'un cylindre allongé, plus ou moins renflé dans sa partie médiane dont l'intérieur est évidé à travers une fente longitudinale pour former ainsi une caisse de résonance. Un bâtonnet de bois servant à battre le tambour est attaché au cou du *mukoku.*

Il est surmonté d'une tête sculptée anthropomorphe, tenant lieu de poignée, dont les traits sont représentatifs des styles de statuettes yaka et des autres groupes ethniques de la région du Bas-Congo, du Kwango-Kwilu et du Nord-Ouest de l'Angola (les Suku, Holo, Pendé, Kwese, Kongo, Yombé). Bien que les petits tambours à fente soient répartis dans plusieurs zones africaines, ce sont les seules régions où l'on trouve ces poignées sculptées en forme de figures humaines.

---

92 *Mukoku* ou *n'kooku* désigne le petit tambour à fente, mais également l'ancêtre, par exemple un devin décédé.

Ces visages sculptés représentent l'ancêtre du *ngoombu*, le culte de possession ou de guérison[93], incarné par le devin ou *nganga*, dont le pouvoir de voyance lui permet de voir au-delà des apparences de la vie ordinaire. Sa vision est capable de *"traverser toutes les divisions, les limites, les obstacles, de percer la plus profonde obscurité de la forêt"* (A.P. Bourgeois, 1983). Le fait que ces figures aient les yeux fermés ou mi-clos n'est pas fortuit. La vision du

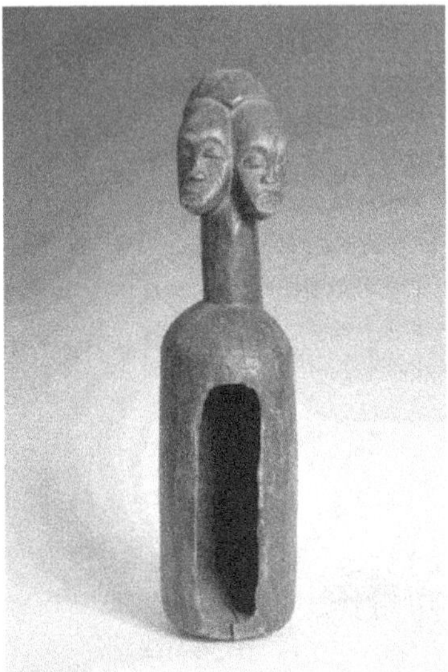

Tambour de divination holo (?)
RDC. Collection de l'auteur ©
MUVACAN

devin est une vision interne qui se révèle être la plus claire pendant ses rêves. Chez les Yaka, en effet, la divination s'appuie fortement sur la médiumnité spirituelle qui est au centre du culte *ngoombu*. R. Devisch (1985) note que *"si le chef politique, en accord avec le conseil des notables ou les juges coutumiers, peut résoudre les conflits relevant des règles communes, le devin yaka est compétent pour cibler la complexité des entrelacs des atteintes sociales, morales et physiques de la maladie, du malheur ou de la mort"*.

En tant que médium, le devin est doué du pouvoir de communiquer avec les esprits. Il a recours au *mukoku* pour rechercher les causes d'un dysfonctionnement survenu soudainement, qui s'est agravé ou qui dure de façon inhabituelle. Cet instrument est indispensable à la divination médiumnique. Lorsqu'une personne est atteinte d'un trouble, elle se

93 Ngoombu est le culte et le processus de divination répandu chez plusieurs peuples d'Afrique centrale.

rapproche d'un devin (qui peut être un homme ou une femme) le plus souvent par l'intermédiaire d'un ou de plusieurs proches qui chercheront d'abord à tester son pouvoir de voyance sans lui donner aucune information. Dans les cas très graves ils vont parfois consulter un devin d'un autre village éloigné. C'est au devin de comprendre subtilement la raison de leur visite et de les convaincre de son pouvoir. Commence alors un discours divinatoire que le devin entame en se déhanchant au rythme du tambour qu'il bat en se servant de la baguette attachée au tambour à fente. Dans un état de transe, il psalmodie un inventaire d'influences maléfiques susceptibles de toucher le problème concerné. Il évoque par exemple la complexité des relations familiales et sociales, le respect des règles de bonne conduite, les obligations envers les ancêtres et les conséquences pouvant résulter de mauvais comportements. Durant son discours il scrute attentivement les réactions de ses visiteurs et sait lire sur leurs visages, à travers leurs attitudes et comportement ou leurs réactions à diverses déclarations, les signes qui le guident peu à peu vers la raison de la consultation.

Dans les cas particulièrement graves comme un décès inexpliqué, les consultants peuvent remettre au devin un objet, un vêtement, ayant appartenu au défunt. Le medium reniffle l'objet tel un chien recherchant la trace du gibier. Tous les sens exacerbés du devin lui permettent de discerner l'information. La nuit il place l'objet près de son oreille et pendant son sommeil reçoit en rêve des images qu'il intègre le lendemain dans son discours rythmé par le battement du tambour.

Lorsque le rythme se précipite, la recherche est proche du succès. Ce sont donc les esprits par la voix de l'instrument qui guident le devin. Le petit tambour à fente est donc bien un réceptacle de médiation avec l'ancêtre, désigné lui aussi du terme de *mukoku* (ou *n'kooku)*. Entre-temps, le devin s'accroupit sur le tambour et entame l'oracle proprement dit.

Une fois l'origine du "problème" identifiée, le devin utilise la caisse de résonance du tambour comme récipient pour préparer et servir les médicaments, composés de plantes, d'insectes et de divers ingrédients mélangés selon des proportions prescrites en fonction de l'état du patient et de l'effet recherché. Le traitement peut nécessiter la confection d'une statuette contenant des principes magiques, ou encore des offrandes et des sacrifices.

Comment devient-on devin ?

Le devin yaka est quelqu'un qui est passé par un processus de renaissance. Dès le début il tient un discours enflammé, paraissant souvent extralucide, et avec un comportement fantasque comme si il avait été possédé par un devin décédé de lignée matrilinéaire (*n-kooku*). Une telle situation anormale caractérise un individu (homme ou femme) comme un devin potentiel et attire l'attention d'un devin expérimenté, qui conduit le novice sous sa tutelle vers une série de rituels d'initiation. L'initiation commence par la réclusion dans une maison construite spécialement pour une période prolongée, et comprend l'absorption de purgatifs et d'une nourriture spéciale. Puis l'initié doit sortir de la maison comme un poussin casse la coquille de l'œuf, être repris dans la brousse et ramené sur les épaules de jeunes hommes au son des tambours à fente. L'initié arrache la tête d'un poulet avec ses dents, gardant celui-ci serré entre ses dents pendant qu'il est reconduit au village. Le point culminant de ce rite initiatique a lieu lorsque, sous un chœur de tambours, l'initié, se comportant comme une taupe, creuse un tunnel dans la terre de laquelle il ressort par un autre trou creusé par le maître-devin. L'initié est maintenant préparé pour accomplir la mission dont il a été chargé : mettre les patients en contact avec la matrice primordiale du monde (*ngoombu*) et effectuer la transition entre le *ngoombu* et le domaine du langage et de la culture.

Sources

- A.P Bourgeois, 1983, "Mukoku Ngoombu : Yaka Divination Paraphernalia". African Arts 1983,16 (3) : 56-59, 80.

- J.S. Laurenty, Les tambours à fente de l'Afrique centrale, Ed Tervuren Musée Royal de l'Afrique centrale 1968

- R. Devisch, 1985, The slit drum and the birth of divinatory utterance in the Yaka milieu, French version: Le tambour à fente et la naissance de la parole divinatoire en milieu Yaka. In L.De Heusch, Objets-signes d'Afrique. Ed Snoeck-Ducaju et Fils, Ghent, 1985 p. 97-109

Témoignage

Cérémonie N'Doep (ou N'Dep) à Rufisque (ville proche de Dakar)

Jacques Barrier, Ndeye Ndiaye

Lors de l'exposition "Arts de guérir en Afrique traditionnelle", nous avons eu l'opportunité de rencontrer Mme Ndeye Ndiaye (épouse Gningue) d'origine sénégalaise, vivant depuis une dizaine d'années en France. Très intéressée par nos présentations d'objets et de documents, qui entraient en résonance avec ses propres savoirs et pratiques africaines, elle nous a apporté en décembre 2014 la captation vidéo VHS d'une cérémonie *N'Doep* qui s'est déroulée dans sa famille à Rufisque (ville proche de Dakar, Tenguedj en wolof) [94]. Avec l'autorisation de sa famille, elle a accepté que nous diffusions un résumé de l'entrevue explicative qui a suivi le visionnement de ce document :

"Il s'agit d'une cérémonie d'invocation des ancêtres (ou génies) dans ma famille. Ma grand-mère est Marième DIOUF. C'est une femme âgée de plus de 80 ans actuellement chef de la famille (dans l'ethnie lébou). Elle est guérisseuse professionnelle. Elle est elle-même d'origine sérère. Elle travaille avec une collègue également guérisseuse (Mame Ndiaye). Il y a d'autres collaborateurs (ce sont des élèves guérisseurs dénommés talibés[95]).

La transmission du don de guérisseur n'est pas automatiquement d'ordre héréditaire (pour prendre un exemple concret, je n'ai pas reçu moi-même le don). Ça peut être quelqu'un sans lien de parenté immédiat dans la famille[96].

---

[94] Le film montre dans une grande cour une assemblée de plusieurs dizaines de personnes encerclant une "scène" centrale où agissent les acteurs familiaux de la cérémonie.

[95] Talibés, mot d'origine arage taleb à rapprocher des talibans (étudiants musulmans).

[96] La famille élargie de type clanique. Donc non nécessairement de mère à fille.

La cérémonie a été décidée suite au signal envoyé par les ancêtres (génies familiaux) au chef de famille, ma grand-mère. Ce type de cérémonie avec l'ensemble de la famille a lieu périodiquement (environ tous les trois ans). Entre temps il y aura d'autres manifestations souvent moins longues et réunissant moins de personnes, ainsi que des consultations pour des troubles divers. A noter qu'il y a aussi des cérémonies de plus grande ampleur (il est possible que le maximum de lébou soient invités) ; elles peuvent avoir lieu en bord de mer à Dakar[97] *(pour ces importantes cérémonies publiques, le président de la république peut faire une donation).*

La cérémonie dure environ une semaine. Chaque membre de la famille doit cotiser pour la cérémonie, car il y a des frais et notamment des sacrifices d'animaux. La profession de guérisseuse de ma grand-mère se double d'une compétence à entrer en relation avec les esprits[98]*.*

Dans la première partie du film, vous voyez des participants qui sont possédés par les génies, dont celui qui traverse fréquemment la cour avec une démarche saccadée.

Dans la deuxième partie, vous assistez au traitement d'une femme qui est "tombée" pendant la cérémonie. Elle a perdu connaissance et ressent ensuite la perte de motricité d'une jambe. Un guérisseur lui dit le "secret" à l'oreille[99]*. La suite du traitement se fait par la pose d'objets divers sur ses pieds. Lors d'un mouvement les objets se répandent et sont interprétés*[100]*. Ce geste est répété plusieurs fois.*

Ensuite la maladie est enlevée (la malade est placée sous une couverture au contact des animaux sacrifiés et saignés (bœuf et chèvre).

La malade sera guérie.

---

97 Voir le film produit par la firme pharmaceutique Sandoz avec l'ethnopsychiatre H Collomb (film projeté durant l'exposition).

98 On peut vraisemblablement parler ici de devins - guérisseurs

99 La perte de connaissance est un phénomène de possession ? Une étape de la transe associée à un rituel mystique ?

100 Le désordre lié à la dispersion sur le sol semble correspondre à une phase d'identification de la cause de la maladie.

Ma grand-mère Marième Diouf prend un salaire quand elle est consultée. Elle n'a pas l'intention de s'arrêter malgré son âge.

Je dois l'interroger (et donc les génies familiaux) pour toute décision lors d'un événement important (je l'ai fait il y a quelques semaines pour le mariage de ma fille ici dans la famille en France). Moi-même j'avais interrogé les génies quand j'avais décidé d'émigrer en France il y a dix ans".

Me Ndeye Ndiaye nous a ensuite raconté l'histoire d'une jeune fille lébou qui avait rencontré un Français, un blanc en séjour au Sénégal et en était tombée amoureuse. Amour réciproque. Elle avait suivi son compagnon à Nantes sans demander l'autorisation de la famille donc des génies ; en débarquant à l'aéroport, elle voit brutalement apparaître devant elle un génie (un ancêtre ? Un génie autre ?) qui l'interpelle. Elle tombe inanimée. L'ambulance des urgences (le SAMU) l'embarque au Centre Hospitalier Universitaire. Le bilan médical réalisé dans le service hospitalier est négatif et ne permet pas de comprendre cette perte de connaissance durable. A son réveil cette jeune femme est dans un état émotionnel intense et demande à revenir au Sénégal. Le compagnon est très inquiet et prend contact avec la famille de sa compagne à Dakar. Le rituel se fera à distance. Marième Diouf fait la demande aux génies familiaux. L'acceptation est obtenue et cette jeune sénégalaise est guérie et a pu rester en France.

Commentaire[101]

Les Lébou constituent une communauté de pêcheurs et agriculteurs, concentrés près de Dakar au Sénégal. Ils parlent le wolof (langue parlée dans le document vidéo). Bien que musulmans ils ont gardé des pratiques issues de leur religion traditionnelle dont les séances de guérison telles que le *Ndoep*, utilisées surtout pour certains troubles mentaux.

Les traditions restent vives. Dans la religion traditionnelle, les *tuur* et les *rab* sont des principes importants. Ce sont soit les âmes (ou esprits) des

---

[101] Sources diverses dont wikipedia

ancêtres (*tuur*), soit des forces occultes, propriétaires d'un lieu le plus souvent, mais dont personne ne connait l'histoire (*rab*). Pour pouvoir habiter un lieu où vit un *rab*, il fallait des rites et cérémonies religieuses préalables, afin d'établir une harmonie entre la communauté et toutes ces forces de la création, issues du plan Divin. Pour que cette harmonie cosmique puisse perdurer, divers lieux de cultes étaient préparés à cet effet, appelés *xamb* en langue wolof. Seuls les initiés prêtres et prêtresses avaient accès aux *xamb*. Les initiés portent le nom de *saltigué*. La cérémonie du *Ndëp* (ou *N'doep*) a une corporation de prêtresses spécialisées, appelées *Ndëpkat*. Les cérémonies en hommage aux *tuur* sont appelées *tuuru ;* elles donnent lieu à de grandes festivités, sacrifices, prières. Cette religion traditionnelle wolof que les lébou ont plus ou moins conservée, est un héritage de celle des Sérère. Les transes thérapeutiques sont des phases importantes des cérémonies *N'Doep*.

Le film que nous présentions quotidiennement pendant l'exposition est celui de l'Ecole de Fann[102] dirigée par Henri Collomb, grand témoin et novateur. Il a été dès 1958 le premier titulaire de la chaire de neuropsychiatrie de la faculté de médecine. Il pratiquait au Centre hospitalier de Fann et a progressivement créé ce qui deviendra l'Ecole de Dakar ou "École de Fann". En rupture avec la pensée psychiatrique de son temps qui consiste à plaquer sur les populations africaines locales les conceptions de la psychiatrie et de la psychologie européenne, il a cherché à comprendre les spécificités socioculturelles du contexte sénégalais. Il se situe ainsi en rupture avec la psychiatrie coloniale. Pour ce faire, pour traiter ses patients et mener ses recherches, il s'entoure de chercheurs français et africains de toutes les disciplines dont András Zempleni, qui nous a conseillé pour l'exposition, mais aussi, ce qui était révolutionnaire, de guérisseurs locaux. Avec Moussa Diop, il a créé la Société de psychopathologie et d'hygiène mentale de Dakar.

---

102 Le Professeur J.-L. Vénisse, psychiatre au CHU de Nantes qui nous a procuré ce document Sandoz

Sources

- R *Arnaut La folie apprivoisée : L'approche unique du professeur Collomb pour traiter la folie, Ed De Vecchi, Paris, 2006*

- *A. Zempleni La dimension thérapeutique du culte des Rab, Ndëp, Tuuru et Samp. Rites de possession chez les Lébous et les Wolofs, in Psychologie Africaines vol. II, no 3, 1966*

Témoignage

Une consultation (*tipanti*) en pays somba (Bénin)

Philippe de Grissac

Le peuple *somba* recouvre un ensemble de populations vivant au nord-ouest du Bénin et au Togo dans le massif de l'Atacora. On y trouve un habitat unique au monde, qui est classé au patrimoine mondial de l'Unesco. En effet, la case *tata somba* est un château fort traditionnel, édifié par les peuples *bètammaribè*, *bèsoribè* et *natemba*, Il comprend un étage ce qui assure une bonne protection contre les animaux sauvages mais aussi les éventuels ennemis. A l'étage il y a une terrasse, les chambres d'habitation ainsi que les greniers à céréales.

Nous sommes arrivés près de Natitingou, dans le nord-ouest du Bénin dans le village de brousse de Tagayé[103]. J. souffre de violents maux digestifs depuis quelques jours. Il est inquiet et demande à consulter un devin, Monsieur Kouagou N'Da lequel officie toujours accompagné d'un guérisseur traditionnel, Monsieur Matthias N'tcha. Il me propose de l'accompagner.

[103] Voyage en février 2014. J est notre chauffeur.

La consultation se déroule au rez-de-chaussée d'une de ces cases fortifiées qu'ici on nomme *tétandéchtinté.* Le devin, Kouagou N'Da est coiffé d'une toque en peau de babouin. Il évoque ses pouvoirs : "personne ne m'a appris la divination. Pour cela il faut simplement avoir un don. C'est vrai que mon grand-père était, lui aussi, devin mais il ne m'a jamais enseigné. Le don ne s'apprend pas, on le possède ou on ne le possède pas". Matthias N'tcha, le guérisseur, arrive un peu plus tard car il était parti à la rivière faire boire ses bêtes. Il parle de son long apprentissage pour devenir guérisseur traditionnel : "pour moi c'est différent de Monsieur Kouagou N'Da, on m'a enseigné les plantes, leurs pouvoirs et les formules pour guérir les maladies".

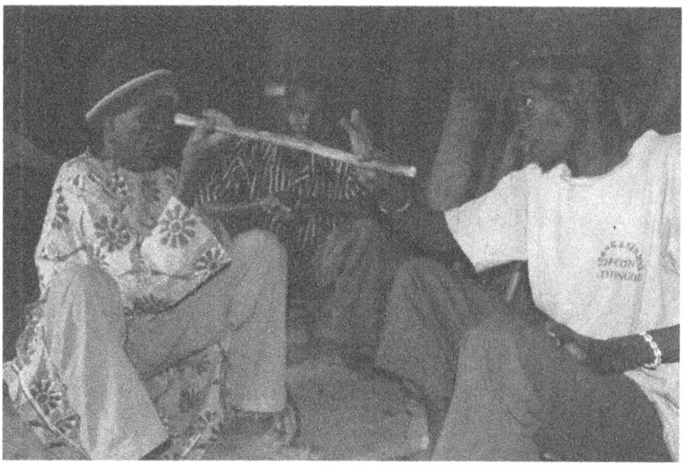

Le maniement du bâton divinatoire entre le devin et le guérisseur © Ph de Grissac

J. est confiant car il connait les deux officiants et sait leurs compétences. Il parle du devin comme celui qui "sait les choses mais ne les dit pas toujours". Il dit : "par exemple, quand tu es *collé* un enfant qui a la même âme que toi, c'est-à-dire qui est très proche de toi et que cet enfant est mort mais, comme tu es loin de la maison tu ne le sais pas encore. Si, à ce moment-là, tu consultes le devin, il saura, lui, ce qui est arrivé à cet enfant mais il ne va pas le dire car l'annonce brutale de cette nouvelle pourrait avoir de terribles conséquences et te faire mourir aussi. C'est pour cela que le devin ne dit pas toujours ce qu'il voit, ce sont ses secrets".

La séance dure plus d'une heure avec une interruption permettant au devin et au guérisseur de s'entretenir un moment avec le malade. Quelques hommes du village, assis un peu à l'écart, assistent en silence à la consultation. Le devin débute la cérémonie rituelle en faisant tourner et se balancer au bout de son bras une "calebasse de baobab". C'est le prélude pour entrer en communication avec les esprits. Lorsque le devin est en relation avec ceux qu'il a convoqués il s'empare du bâton de divination et le tend au guérisseur assis en face de lui. A partir de ce moment-là, tous deux vont manipuler le bâton ensemble en le tenant chacun par une extrémité, sans jamais le lâcher, tout en dialoguant à haute voix. Ce dialogue ressemble à une succession de questions réponses.

A chaque question, l'une des extrémités du bâton pointe une partie du corps du guérisseur ou bien désigne le malade, ou bien encore soit un espace vers le ciel ou dans la case. Régulièrement, avec le bâton, devin et guérisseurs frappent une pierre plate disposée au sol. De temps à autres, le devin lance des cauris au sol pour le guider dans ses interprétations et trouver les réponses qu'il cherche.

A un moment de la séance, le devin demande à J. de s'approcher et de jeter les cauris. Joseph, sans trahir les résultats des révélations qu'il a reçus, dira plus tard que le devin lui a demandé d'associer mentalement chaque cauri à l'un de ses lieux de vie familiers avant de les lancer. "Grâce à cela, il a bien vu d'où venait mon problème, Il a même vu à quelle maison se rattachait chacun des cauris alors qu'il ne pouvait pas le savoir puisque j'avais fait ce choix dans ma tête".

La consultation terminée, Le devin et le guérisseur entrainent J. au dehors, afin que personne ne puisse entendre ce qu'ils ont à dire. L'entretien est long. J. est satisfait. Il dira avoir reçu "beaucoup de réponses qui vont certainement l'aider à comprendre pourquoi il est malade et ce qu'il doit faire pour guérir".

A cette occasion, Matthias N'Tcha nous montre quelques plantes qu'il a apportées avec lui : "pour soigner les yeux, dans une calebasse de baobab, on fait une décoction avec du *tipouniati*, du *têdantê*, du *mounieniermou* et, pour essuyer les yeux, on utilise des feuilles de *moubacamou.* Ce traitement guérit du crachat que le serpent envoie dans les yeux et qui rend aveugle…".[104]

---

[104] Un film de cette consultation, réalisé par l'auteur avec le montage de Morgane Barrier, peut être visualisé sur le site muvacan.org.

Comprendre les thérapeutiques traditionnelles

Repère

Les objets à charge dans la statuaire d'Afrique Centrale et leur utilisation en médecine traditionnelle

Florent Morio

Les objets à charge, parfois appelés "fétiches" ou *minkisi*[105], sont une des multiples expressions de l'art de guérir en Afrique Centrale et tout particulièrement en République Démocratique du Congo. Dotés de pouvoirs surnaturels et utilisés dans des contextes rituels complexes jusqu'au début du XXème siècle, ces représentations figuratives restent encore largement méconnues du fait du nombre limité d'études de terrain. Ces effigies de bois qui font l'objet de ce texte de synthèse, sont animées d'une vocation bien précise qui dépasse largement leur aspect esthétique. Pourtant, nombres de ces objets dont l'éventail de formes est tout à fait saisissant, constituent pour notre regard d'européen de véritables chefs-d'œuvre, n'ayant rien à envier aux objets d'autres cultures, présentés dans les musées occidentaux. Malgré les échanges ethniques et mouvement migratoires nombreux, il est ainsi possible d'identifier des styles propres à certaines ethnies : Bembe/Bwende, Kongo, Luba, Songye, Teke ou bien encore Yaka.

L'utilisation de ces fétiches est intimement liée à la personne du devin-guérisseur ou *nganga*, sujet aussi respecté que craint car faisant l'interface entre le monde des vivants et le monde de l'invisible. Dans les sociétés africaines, la maladie est en effet rarement attribuée à une cause naturelle. Au contraire, elle est le plus souvent interprétée comme la conséquence d'un esprit malfaisant ou d'un déséquilibre entre les forces du monde réel, celui des vivants et les forces de l'au-delà, invisibles, où les esprits des ancêtres du clan ou lignage occupent une place importante.

---

105 Nkisi au singulier

Les fonctions de ces statuettes magico-religieuses sont innombrables, tantôt bénéfiques et destinées à guérir, se protéger des maux du corps et de l'esprit, ou maléfiques, visant à combattre les agressions extérieures psychiques, tels que les mauvais esprits et la sorcellerie. Parfois d'usage individuel, elles peuvent également être destinées à la communauté. A titre d'exemple, plusieurs systèmes de pratiques rituelles ont pu être identifiés chez les Yaka. Certains, tels que *khosi* et *mbaambi*, destinés à soigner la fièvre, la migraine, la dysenterie, la toux ou bien encore l'épilepsie, font intervenir des statuettes. Au-delà de ces fonctions thérapeutiques curatives, ces objets peuvent parfois être affublés de pouvoirs prophylactiques. C'est ainsi le cas chez les Teke, où le *matompa* visait à prévenir le village de la trypanosomiase ou maladie du sommeil, véritable fléau dans ces régions reculées d'Afrique jusqu'au milieu du XXème siècle.

L'âme de bois destinée à recevoir la charge magico-religieuse révèle une extraordinaire diversité de taille (quelques à plusieurs dizaines de centimètres) et de forme. Celle-ci, est plus souvent anthropomorphe que zoomorphe et plus ou moins finement réalisée selon l'habileté du sculpteur. Le choix de l'essence de bois n'est jamais laissé au hasard. Il s'agit toujours d'un bois "vivant", les bois morts étant considérés comme inaptes à remplir ces fonctions. C'est habituellement le "malade", qui ira se procurer au marché, l'effigie de bois avant de consulter le *nganga*. Seul ce dernier, au cours d'un rituel codifié, permettra à cette effigie de bois sculpté, jusqu'à présent non investie de sa charge et donc dénuée de pouvoir, de remplir ses fonctions une fois chargée.

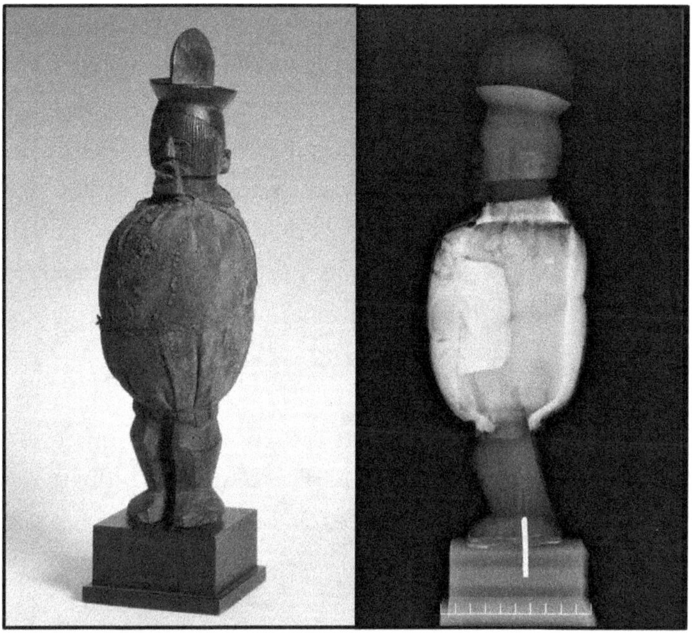

Fétiche téké à charge avec sa radiographie Coll. F Morio © MUVACAN

C'est avant tout la composition de la charge ou *bilongo*, qui va en déterminer la fonction. La formule magico-religieuse ou médicinale est préparée par le *nganga* lui-même à partir d'ingrédients divers, d'origine animale (poils, griffes, crocs…), végétale (feuilles, écorces, racines, coques de fruits séchés…) ou minérale (argile blanche, rouge…). Elle peut parfois former un ensemble hétéroclite. Cette formule magique sera ensuite adjointe à l'âme de bois de différentes façons : insérée dans une cavité ventrale comme dans la statuaire Teke, sur le sommet du crâne telle que dans la statuaire Luba ou parfois insérée dans une corne animale, caractéristique des objets de pouvoir songye. Parfois, celle-ci la charge est simplement apposée, scellée par un enduit de résine, sur le corps de la statuette (bembe) ou contenue dans de petits sacs suspendus au cou ou à la taille de la statuette (yaka) voire enfin protégée derrière un miroir comme dans la statuaire Kongo. Une fois chargée de ses "médecines" et autres ingrédients magiques, ces objets obéiront aux intentions et aux recommandations du *nganga* qui seul à le pouvoir de les maîtriser. Afin d'en maintenir les fonctions, ces objets recevront régulièrement des offrandes de sang, de noix de kola, ou diverses libations à base d'huile de palme, les recouvrant ainsi d'une véritable croute sacrificielle plus ou moins suintante. A de rares exceptions, il généralement impossible de déterminer la fonction d'une statue en regardant sa charge. Ainsi, seul le propriétaire de l'objet est à même de connaître ses réelles attributions. Parfois, l'objet et sa charge magique possédait une puissance telle qu'elle était grattée pour être ultérieurement revendue séparément ou servait à la confection d'autres statues.

Puissants et mystérieux, ces objets ont été collectés très tôt, dès la fin du XIXème siècle, par les premiers explorateurs. La plupart des statues aujourd'hui présentes dans les musées et collections privées sont le plus souvent dépourvues de leur charge, celle-ci étant généralement enlevée avant d'être cédée, ou endommagée par les années et les insectes xylophages, ôtant de ce fait tout pouvoir à la statuaire, et transformant par la même ces objets rituels et usuels en objets de contemplation purement esthétique.

Sources

- R. *Lehuard Statuaire du Stanley Pool, Contribution à l'étude des Arts et Techniques des peuples Teke, Lari, Bembe, Sundi et Bwende. Arts d'Afrique Noire, 1974*
- *"Art, Magie et Médecine en Afrique Noire ", Catalogue de l'exposition Galerie Alain Lecomte, 2008, Paris*
- *J. W. Mestach Etudes Songye: Formes et Symbolique, Essai d'analyse, Galerie Jahn, München, 1985*
- R. *Lehuard Les Arts Bateke, , Arnouville, Arts d'Afrique noire, 1996*
- R. *Lehuard et A. Lecomte Statuaire Babembe, , Editions 5 Continents, 2010*
- *F. Neyt Les Sculptures Miniatures du Zaïre, , Galerie Jahn München, 1984*
- *Magies, catalogue de l'exposition au Musée Dapper, Paris, 1996*
- *M. L. Felix Arts et Kongos : Les Peuples Kongophones et Leur Sculpture Biteki Bia Bakongo, , 1995*

Synthèse

Usages des plantes médicinales en Afrique

Jacques Barrier, Olivier Grovel

Le guérisseur (tradipraticien) est le plus souvent un phytothérapeute. La végétation africaine est d'une grande diversité dans les forêts tropicale et équatoriale mais aussi en savane. Cependant à l'avenir, certaines ressources médicinales pourraient être limitées en raison de l'avancée du désert dans le Sahel[106]... Les plantes sont omniprésentes et accessibles, "sous la main" du guérisseur. La pharmacopée est de ce fait impressionnante en nombre et en diversité.

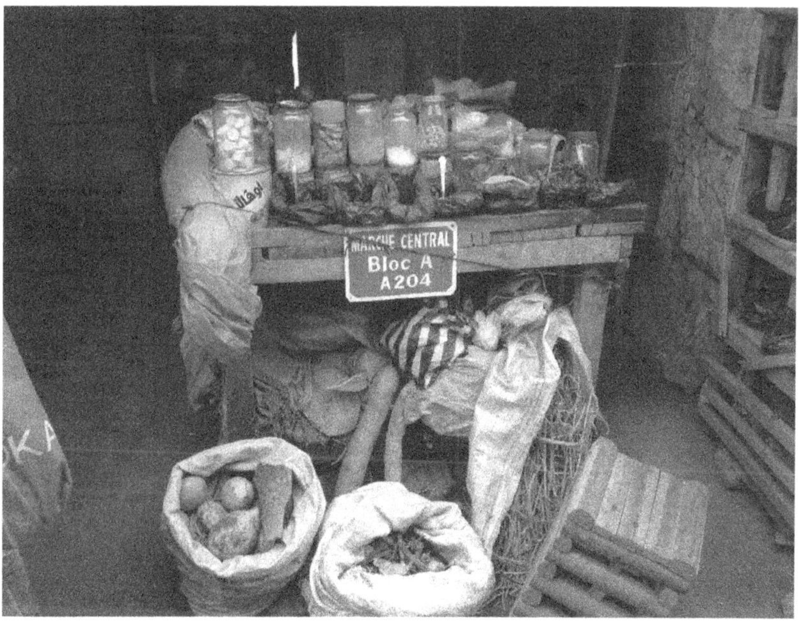

Etal de pharmacie à Bafoussam (Cameroun) © J Barrier 2014

[106] Robert Feiss rapporte dans ce livre la nécessité de créer des jardins médicinaux chez les dogon au Mali pour compenser la disparition d'origine climatique des plantes utilisées par les tradipraticiens psychothérapeutes (cf son témoignage).

Quels sont ces "médicaments" et quels sont leurs modes d'utilisation?

Beaucoup des travaux qui traitent des usages médicinaux des plantes sont des catalogues d'usages sans vérification des résultats. L'objet central est l'étude des pharmacopées traditionnelles (ou ethnopharmacologie), à partir du recueil des produits thérapeutiques et de leurs ingrédients utilisés dans les médecines indigènes. Du fait de la multiplicité des pharmacopées et de la diversité de leur contenu, les premiers chercheurs se sont intéressés à l'utilisation des plantes médicinales dans une unité géographique: ce peut être une région, un pays, ou une zone écologique.

Citons Joseph Kerharo, (1909 - 1986), pharmacien militaire, professeur à l'Université de Dakar de pharmacognosie, de botanique, de biologie végétale et de cryptogamie, spécialiste de la flore médicinale et des pharmacopées traditionnelles africaines, qui a fait des recherches poussées dans l'ancienne Afrique Occidentale Française. Il a été un des inventeurs de l'ethnopharmacologie. Il s'est intéressé à toutes les étapes de l'utilisation des plantes, écorces et racines médicinales dans les années 50. Il rapporte que le secret préside ces étapes dès la cueillette souvent associée à des rites, incantations. La préparation des remèdes est complexe et spécifique du cas à traiter : division de la plante par contusion, section, broyage ou pulvérisation, utilisation de solvants tels l'eau, l'alcool, le lait, le jus de citron, choix des corps gras pour les pommades (huile de palme, d'arachide, de beurre de karité). Il y a différentes techniques d'extraction (broyage, exsudation, décoction, torréfaction, carbonisation…). Le miel peut être utilisé pour masquer l'amertume des tisanes, poudres et vins médicinaux (dans la bière de mil ou le vin de palme). Les poudres sont conservées dans des récipients à médecine, calebasses ou cornes. Pour l'usage externe, les lotions et liniments sont souvent associés à une prise per os du médicament. Les gargarismes, inhalations, fumigations et instillations auriculaires, nasales ou oculaires sont également pratiqués. Le lavement est roi et J. Kerharo nous dit "nombreux sont ceux qui s'y adonnent quotidiennement même sans nécessité ". Plusieurs plantes peuvent être associées pour un meilleur effet. Dans la plupart des cas, le médicament est utilisé rapidement après sa préparation, dans la journée. Si la posologie précise est inexistante, le guérisseur va spécifier la durée du traitement et le détail des prises, par exemple au lever du soleil, à midi et au coucher du soleil. Il sait la dangerosité de certaines plantes et connaît les effets secondaires qui ne sont pas rares.

Dans le même esprit, il pourra être étudié un groupe ethnique particulier. Prenons l'exemple des Gbaya en Afrique centrale, une petite communauté de quelques milliers d'individus à la frontière du Cameroun et de la Centrafrique. Ils utilisent plus de 700 plantes différentes, chaque famille pouvant avoir la pratique d'une ou de quelques plantes pour une maladie spécifique (P. Roulon-Doko). Ailleurs, on peut avoir une approche centrée sur la conservation des ressources ; planter des jardins médicinaux est un des soucis de R. Feiss dans le pays dogon, comme décrit dans ce même ouvrage.

Une pratique magique ?

Pour l'utilisation des plantes, les représentations culturelles jouent un rôle considérable : il peut exister un secret autour de la nature et de l'esprit de la plante avec des règles très strictes qui entourent toutes les étapes depuis les circonstances et le mode de la cueillette, jusqu'à la préparation et l'utilisation dans des indications précises mais qui peuvent varier d'une région à l'autre. Comment ne pas parler de plante magique ? En effet, les plantes médicinales s'intègrent dans le système complexe des aspects rituels et symboliques du processus de guérison, des attributions des tradipraticiens et de leurs pratiques thérapeutiques (L. Mallart-Guimera, E. de Rosny).

Il semble qu'il y ait une approche différente entre l'Afrique centrale, où les guérisseurs manient de très nombreuses plantes différentes (ils sont généralistes) et l'Afrique de l'ouest où le médecin traditionnel n'en utilise qu'un nombre limité et est de ce fait plus spécialisé. La fonction symbolique, magique est probablement importante dans le premier cas, tout en sachant qu'il y a un autre facteur explicatif, puisqu'il y beaucoup plus de plantes disponibles dans la forêt que dans la savane. Dans cet ouvrage, le témoignage sur les traitements miraculeux en pays bamoun est l'occasion d'évoquer la magie et l'hypothèse du charlatanisme.

Qu'en est-il de l'efficacité réelle des plantes ?

La recherche ethnopharmacologique moderne s'intéresse aujourd'hui à valider les pratiques traditionnelles des guérisseurs. Le chercheur peut partir du type de pathologie traitée et évaluer les résultats cliniques d'un ou plusieurs traitements sur une population donnée sans passer par les étapes longues et coûteuses qui précèdent la mise sur le marché d'un médicament issu de la recherche pharmaceutique. C'est d'ailleurs une approche pragmatique maintenant acceptée par l'OMS dans le cadre de ses recommandations. Une catégorie de maladies sera donc l'objet de l'étude évaluative : c'était par exemple le travail sur le traitement des lépreux réalisé au Sénégal par Y. Parès. Il est intéressant de résumer son parcours. Chercheur et médecin, elle enseigne à la faculté des sciences de Dakar et travaille sur la culture du bacille de la lèpre. Elle rencontre un tradipraticien peul, Dadi Diallo, un maître qui lui enseigne toutes les procédures de recueil, de préparation complexe et d'utilisation des plantes traitant la lèpre. Sera créé à cette occasion l'hôpital traditionnel de Keur Massar à 25 km de Dakar. Les décoctions sont administrées aux malades avec des résultats probants[107]. D'autres tradipraticiens de culture différente rejoindront l'équipe. D'autres pathologies seront traitées par les plantes. Quoiqu'il en soit, il n'y a jamais eu la reconnaissance de cette pharmacopée traditionnelle peu coûteuse par les instances scientifiques internationales. Cet établissement hospitalier atypique n'aura pas les mêmes succès dans d'autres pathologies comme le SIDA.

Certains chercheurs ont privilégié l'étude d'une plante ou d'un

---

107 D'autant plus remarquable que les traitements occidentaux (dapsone) donnaient à l'époque des résultats inégaux (résistance bacillaire). Il y avait aussi une intolérance par toxicité. La polychimiothérapie (PCT) recommandée par l'OMS et délivrée gratuitement a donné maintenant des bons résultats.

ensemble (un type biologique, une famille botanique). Ils en ont étudié les effets dans les indications recensées. Mais, pour prendre un exemple troublant de ce type d'approche, une même plante peut avoir de multiples indications très différentes ; il en est ainsi de *securidaca*[108] plante médicinale utilisée du Sahel à l'Afrique du sud tantôt pour la toux, tantôt la bronchite, les maux de poitrine, les refroidissements, les maux de tête , la fièvre, la malaria, les inflammations, les maux de dents, les abcès, l'atteinte par le ver de Guinée, les saignements de nez, les maladies oculaires, les rhumatismes, les convulsions de bébés et une dizaine d'autres pathologies répertoriées par C. Delaude en République Démocratique du Congo ! A un stade supérieur, il est donc toujours indispensable de réaliser une approche ethnopharmacologique afin de valider scientifiquement un usage traditionnel. Il s'agit de s'intéresser à la composition chimique, à la pharmacologie et la toxicologie de ces plantes utilisées en médecine traditionnelle. Une approche scientifique mettra en évidence les différents types de substances actives et/ou les composés chimiques marqueurs d'activité et permettra plus facilement des applications thérapeutiques pour l'industrie. Divers laboratoires scientifiques se préoccupent des techniques pour isoler et identifier les principes actifs. C'est la base du partenariat que nous avons observé entre "Maurice" tradipraticien de Dschang (Cameroun) et le laboratoire du Pr Vittorio de l'Université de Rome.[109]

De nombreuses références abordent l'usage combiné des plantes comme remède et comme aliment. Les travaux de Nina Etkin concernant les conséquences de la consommation alimentaire de plantes africaines sur la santé, sont parmi les plus importants. Citons un arbre très réputé le *Moringa oleifera* recommandé sous ses différentes formes[110], depuis l'Inde jusqu'en Afrique, pour ses qualités hautement nutritives (malnutrition) et thérapeutiques (notamment diabète, hypertension artérielle, troubles de la

108 *Securidaca,* cette plante "magique", a été l'objet de la thèse de Clément Delaude, spécialiste en chimie analytique (voir référence bibliographique).
109 Voir Témoignage "reconnaissance professionnelle des tradipraticiens ".
110 Fruits, fleurs, gousses, feuilles, rameaux.

cognition entre autres…).

Les principes actifs sont loin d'avoir été tous identifiés par des laboratoires scientifiques. Les travaux concernant la constitution de banques de données sont encore insuffisants. Une même plante peut contenir plusieurs principes actifs, dont la titration est importante. La même plante selon le mode de préparation peut avoir des effets différents. S'ils sont souvent bénéfiques, il est normal qu'il y en ait avec des conséquences nocives. D'ailleurs, les tradipraticiens professionnels reconnaissent observer de façon non négligeable des effets secondaires chez leurs patients. Ainsi, le Département de médecine traditionnelle du Ministère de la Santé au Burkina Faso ne donnera de statut officiel à un tradipraticien que s'il se limite à ne prescrire que quelques plantes qu'il est sensé bien connaître et manier, ceci afin de sécuriser cette filière de traitements..

Les pharmacies africaines officielles donc reconnues par les institutions gouvernementales vendent dans la grande majorité des cas des plantes médicinales avec une garantie d'usage. Cependant, tout voyageur en Afrique connaît sur les marchés les "pharmacies" parfois réduites à quelques tas de poudres, feuilles et écorces, pharmacies dite "par terre" ou "de poteau". Elles peuvent proposer des préparations végétales conditionnées par le vendeur ou des sociétés locales. Certaines se disent certifiées (?), d'autres ont manifestement une origine douteuse. L'automédication est une pratique usuelle parfois risquée. Le vendeur se prétend bien souvent être aussi guérisseur et veut donner un conseil au badaud. Sans parler des faux médicaments traités ailleurs dans l'ouvrage.

Depuis plusieurs décades de nombreux gouvernements africains reconnaissent officiellement l'intérêt de la médecine traditionnelle et surtout des plantes médicinales (herbes et écorces à titre thérapeutique). Ce n'est que justice pour la phytothérapie si on se rappelle que nombre de médicaments utilisés au Nord, sont d'origine végétale depuis la très ancienne digitaline jusqu'à certains des anticancéreux utilisés actuellement.

Néanmoins, deux courants s'opposent : d'un côté, la promotion de circuits courts de distribution de plantes préparées et contrôlées localement pour un usage traditionnel assurant qualité, sécurité et efficacité ; ce sont les médicaments traditionnels "améliorés". D'un autre côté, l'industrie pharmaceutique s'intéresse toujours à la pharmacopée africaine et il existe un débat éthique sur la commercialisation donc la "brevetisation" de plantes utilisées depuis la nuit des temps. Les tradipraticiens et leurs patients devront-ils passer par un circuit commercial ? La réglementation de la production et de l'usage des plantes à but thérapeutique fait partie intégrante de certains programmes nationaux de promotion de la médecine traditionnelle. De même nombre de facultés africaines de médecine et de pharmacie ont des départements de médecine traditionnelle avec l'étude et l'enseignement de la phytothérapie.

Dans tous les domaines évoqués brièvement évoqués dans ce chapitre, il y a une bibliographie de plus en plus volumineuse et des raisons d'espérer des développements considérables. Ce sera un travail de longue haleine.

Sources

-C. Delaude. Afrique, guérisseurs, plantes médicinales et plantes utiles. Ed Maisonneuve et Larose Paris 2004

-E. de Rosny. L'Afrique des guérisons. Ed Karthala Paris 2010

-N.L. Etkin. An ethnopharmacology of food. Edible Medicine 2008

-J. Kerharo, A. Bouquet. Sorciers, féticheurs et guérisseurs de la Côte d'Ivoire - Haute Volta. Les hommes, les croyances, les pratiques. Pharmacopée et thérapeutique. Ed Vigot Frères Paris 1950

-L. Mallart-Guimera. La forêt de nos ancêtres. Le savoir botanique des Evusok du Cameroun. Ed Musée royal de l'Afrique Centrale de Tervuren 2003

-Y. Parès. La médecine africaine. Une efficacité étonnante. Témoignage d'une pionnière. Ed Yves Michel, Barret-sur-Mérouge 2004

-P. Roulon-Doko. Prise en charge de la maladie en milieu traditionnel, le cas des Gbaya de Centrafrique (étude ethnolinguistique). XIV Colloque MEGA-Tchad l'Homme et la santé dans le bassin du lac Tchad, Bayreuth Allemagne 2010

-OMS. Stratégie pour la médecine traditionnelle pour 2014-2023 – Ed Genève 2013.

Repère

Les récipients "médecine" en Afrique de l'est

François Bouffard

En médecine traditionnelle africaine, les récipients à visée médicinale sont fréquemment utilisés. Nous avons choisi de nous centrer sur l'Afrique de l'est car ce sont des objets intéressants et méconnus des amateurs d'art ; ils suscitent pourtant une grande émotion du fait de leur simplicité et de leur puissance.

Le contexte anthropologique et social :

Un aperçu du contexte dans cette région est important avant d'arriver au cœur du sujet, c'est à dire les récipients médicinaux. La médecine traditionnelle en Afrique de l'Est se pratique de différentes manières, essentiellement par le biais d'un devin-guérisseur (parfois dénommé sous le terme impropre de "féticheur").

Pour prendre l'exemple de Dar-es-Salaam, centre économique de la Tanzanie, chez les Zaramo musulmans, le devin-guérisseur ou *mganga* (au pluriel les *waganga)* reste très présent dans la vie sociale. Il a bien sûr un rôle bien établi historiquement dans la société traditionnelle rurale, mais il n'y a pas notion d'une diminution d'influence importante dans les zones urbaines.

Le rôle de protecteur contre les forces du mal persiste car la peur des mauvais esprits, des sorciers et *jini* est très grande pour tous les Zaramo musulmans. Tant que cette peur sera présente, le besoin de protection continuera. C'est un bon indicateur des tensions et conflits existants dans les zones urbaines de la société zaramo. Les maladies et les frustrations de la vie urbaine corroborent la conviction des influences sorcières et des pouvoirs magiques qui en sont la base. Les *waganga* traiteront donc très fréquemment les problèmes de sorcellerie. C'est leur deuxième plus grande activité. Le *mganga* en tant que devin analyse les causes notamment sociales et peut donc influer sur les relations au sein de la communauté. La peur de la sorcellerie serait pour les sociologues l'une des raisons du mouvement des habitants des zones rurales vers la ville. Pour L W Swantz les accusations de sorcellerie et la peur de la sorcellerie sont deux des principales raisons pour lesquelles les Africains se déplacent si souvent vers d'autres secteurs de la ville elle-même.

Par ailleurs la population zaramo suspecte que ces "protecteurs ", qu'ils soient *mganga*, *mwalimu* (les instructeurs en swahili) ou *shehe* (*shebe* ou *scheik*), c'est à dire les chefs religieux et enseignants coraniques musulmans, puissent être les mêmes personnes qui vendent leurs pouvoirs pour ensorceler les gens. Bien sûr, ceci est nié par la quasi-totalité des *waganga*, qui regardent la sorcellerie comme un acte antisocial malfaisant. En définitive, qui seraient donc les sorciers ? Ils sont en grande partie, mais pas entièrement, des créations de l'imagination, mais bien réels dans l'esprit du peuple.

En Afrique de l'est, il est intéressant de voir comment l'Islam c'est adapté aux pratiques des guérisseurs[111]. Tout en reconnaissant la médecine conventionnelle, il admet que la guérison puisse s'opérer de diverses autres manières, dont l'utilisation des herbes et racines à but thérapeutique. Pour s'en convaincre, il suffit de voir la richesse des étals de pharmacie traditionnelle à Dar-es-Salaam. La fonction des "hommes médecine" en tant que devins se poursuit peu ou prou comme dans le passé. Les *shehe* ont pu déclarer les devins comme qualifiés dans ce domaine. Il y a un changement des pratiques qui est attribué à l'influence de l'Islam et de ses méthodes divinatoires plus sophistiquées. Pour prendre un exemple, les formes traditionnelles de divination zaramo sont utilisés par seulement la moitié des *waganga* en ville aujourd'hui (LW Swantz).

[111] A ce sujet, une étude très intéressante a été faite par Lloyd Swantz "*The Medicine Man among the Zaramo of Dar es Salaam" Thèse 1974*

Les récipients à visée médicinale :

Ils ont des particularités notables en Afrique de l'est. Dans l'attirail du guérisseur, tous les objets munis de cavités recueillant des substances magiques peuvent être considérés comme récipients à visée médicinale. Calebasses et cornes animales ont naturellement cette fonction. Existent aussi des sculptures en terre cuite et en bois ayant aussi cette fonction de récipients "médecine".

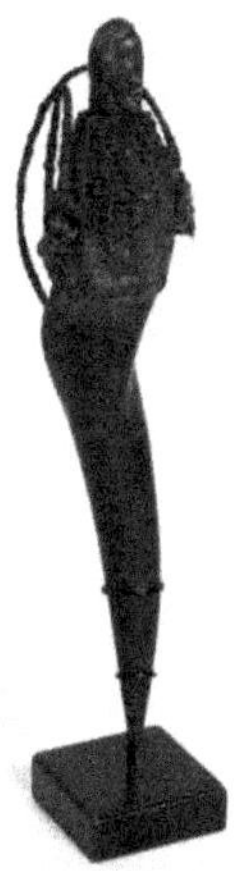

Corne récipient à médecines paré Tanzanie
Coll. de l'auteur © Muvacan

Parmi toutes ces pratiques, l'utilisation des calebasses médicinales mérite une attention particulière. Les formes habituelles de ces dernières seraient obtenues dès la culture en enserrant le fruit de la coloquinte (*citrullus colocynthis*), par un lien mis sur la partie haute du fruit. Ce lien entrave la croissance afin d'obtenir un récipient en forme de huit. On y met des onguents, des huiles à base de plantes médicinales, qui procurent en pénétrant le bois une patine suintante d'un beau rougeâtre foncé. Le bouchon est ensuite sculpté en bois. Il représente une figure humaine, ou animale voire simplement géométrique, toutes figurations sensées renforcer le pouvoir de la médecine. Un autre conteneur d'origine naturelle, ici animal, est la corne d'antilope. Là aussi le bouchon est en bois et sculpté d'une figurine.

Bien que ces calebasses médicinales soient très présentes dans cette région d'Afrique, il existe malheureusement peu d'études en dehors des ouvrages de Marc Leo Felix "Mwana Hiti" et "Tanzania" dont voici quelques extraits (traduits de l'allemand) :

"Les récipients (…) peuvent être accrochés de différentes manières. Quelques-uns ont des tubérosités ou des boucles qui enserrent l'ouverture comme une couronne. Récemment ont été découverts des récipients similaires chez les Paré et Zigua. Quelques-uns sont fermés avec une tête modelée. Les cornes de différents animaux ont été aussi utilisés comme récipients pour des substances magiques de quelques peuples du Nord-est de la Tanzanie (les Paré, Zigua) et de la région centrale de la côte (les Kaguru, Ngulu, parfois aussi les Zaramo). Elles sont fermées par des bouchons ornés d'une reproduction de tête humaine, d'une demi-figure ou d'une tête animale. et servent aux guérisseurs, devins et sorciers pour leurs pratiques rituelles. Une utilisation similaire a été illustrée par la célèbre naturaliste et romancière Joy Adamson avec des dessins et photos au Kenya dans la région de Kitui pour les Kamba et les Mijikenda. ML Felix montre des guérisseurs qui portent une corne ou une calebasse et dont les bouchons sont sculptés avec une forme de tête humaine ou animale. Il y a des objets identiques chez les Kasigao (sous-groupe des Teita) qui ressemblent totalement à ceux des Paré. Les Digo, qui habitent de chaque côté de la frontière entre le Kenya et la Tanzanie, et leurs voisins, les Segeju, Chonyi et Duruma utilisent seulement les calebasses.

Chez les Paré et Zigua, existent des figures uniques et des paires de figures qui sont la représentation d'un ancêtre. Ils sont élaborés en deux parties : d'une part la tête avec le thorax et les bras d'autre part le ventre avec les jambes. La charge magique est fermée, la figure est parfois masquée par un tissu et recouverte d'une patine épaisse. Un récipient en bois avec une tête sculptée a été attribué aux Doë. Une terre cuite des Zigua qui montre une femme avec des jambes écartées et des bras allongés possède un orifice dans le dos lequel est fermé par un bouchon détachable en matériel fibreux."

En conclusion, les ethnies les plus productrices en calebasses médicinales sont manifestement en Afrique de l'est. Ce sont les Zaramo, les Paré, les Kwéré, les Zigua et les Makondé, dont nous retrouvons un certain nombre de calebasses et bouchons dans de grandes ventes publiques ou chez les galeristes. A ce propos, le galeriste Alain Lecomte a réalisé une exposition de réceptacles médicinaux en 2012 à Paris à l'occasion de Parcours des mondes[112].

Sources

- *Video de cérémonie des waganga https://www.youtube.com/watch?v=mTT8w7AbXOM*
- *M.L. Felix, M. Kecskesi Tanzania, meisterwerke afrikanischer skulptur Catalogue de l'exposition Berlin – Munich ISBN 3-88645-118-6*
- *L.W. Swantz The Medicine Man among the Zaramo of Dar es Salaam Thèse Dar es Salaam 1974 ISBN-13: 978-9171062994 et ISBN-10: 9171062998*

[112] A cette occasion a été édité en juin 2012 un catalogue "*EAST AFRICA, les réceptacles à médecine du Kenya, de Tanzanie et du Mozambique*".

Témoignage

Les guérisseuses du pays bamoun et leurs plantes miraculeuses

Jacques Barrier

La guérisseuse de Koupa Manté [113] ***"on ne connaît pas son nom".***

Koupa Manté est un village situé à environ 20 km de Foumban dans le sultanat du pays bamoun. Nous sommes à 70 km de Bafoussam C'est une région de savane sans grand relief montagneux avec des pistes d'accès non goudronnées mais carossables.

La guérisseuse est une femme relativement âgée qui a sa concession dans le village de Koupa Manté dont elle est originaire. Son don est apparu lors de la révélation spirituelle d'une plante médicinale "miraculeuse" en novembre 2013 (lors d'un songe ?). Le succès thérapeutique a été fulgurant non seulement auprès des populations locales mais aussi bien au-delà (il nous a été dit que la clientèle provenait de tout le Cameroun).

Quand nous sommes arrivés, il n'a pas été simple de trouver un parking ; parmi les nombreuses voitures garées à l'entrée du village, certaines sont immatriculées sur le littoral notamment à Douala). Il y a plusieurs files d'attente de patients devant faire au total plus de deux cent mètres. L'une est composée uniquement d'hommes, l'autre de femmes avec des enfants, la troisième de personnes plus âgées. La clientèle est manifestement autant musulmane que chrétienne voire animiste. Les premiers consultants arrivent au milieu de la nuit (pour prendre rang) et la distribution des traitements cesse vers minuit. La guérisseuse a un service d'ordre local qui nous a interdit de prendre des photos ; il y a aussi un policier (ou un gendarme) en tenue. Nous faisons tache dans le tableau,

[113] Le 20 mars 2014 J Barrier, D Marchesseau, F et L Moulinier

étant les seuls blancs. D'ailleurs notre présence nous est reprochée avec une certaine véhémence par une personne dans la file d'attente.

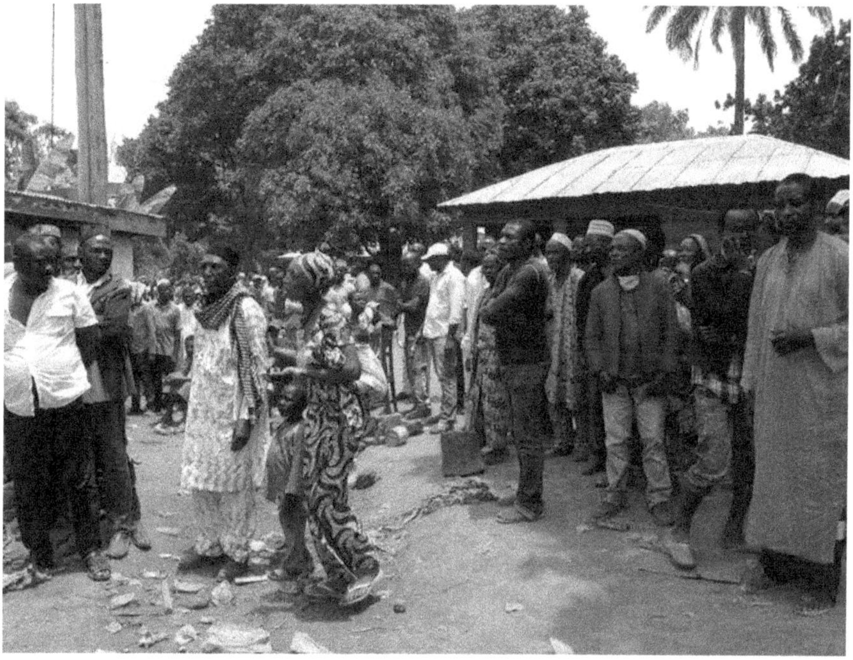

File d'attente devant la case de la guérisseuse "on ne connait pas son nom"
© J Barrier 2014

Les patients sont introduits par groupe de 15 à 20. Les gardes qui filtrent l'entrée refusent de nous faire entrer, sans explication ; mais il est vrai que nous avions court-circuité la file ; il nous est dit qu'il vient environ 2000 personnes par jour…

La guérison est obtenue par un geste simple : l'absorption orale d'un liquide dans laquelle la guérisseuse a fait bouillir la (les ?) plante (s) révélée (s). Chaque patient entrant dans la case se voit donc remettre une fiole médicinale à boire immédiatement. Il n'y a aucun interrogatoire sur l'état de santé. La guérisseuse est là mais reste muette. Ibrahim, notre informateur et accompagnateur se renseigne sur la possibilité que nous puissions "consulter" ; il nous dit qu'il est très improbable que la guérisseuse puisse accepter de nous rencontrer. Ceci pourrait être vécu comme une situation à risque : vol ou perte de pouvoir. Il existe au Cameroun une défiance par rapport aux occidentaux qui pourraient vouloir récupérer ces secrets de médecine traditionnelle.

Quelques personnes traitées que nous avons interrogées à la sortie vantent l'efficacité du traitement. Ainsi un homme d'âge moyen souffrant d'un mal de dos chronique nous déclare : "je vais de mieux en mieux..., mais j'ai encore besoin de plusieurs cures !". Il nous est dit que les pathologies prises en compte sont diverses (depuis les maladies bénignes jusqu'au SIDA). Il nous est affirmé qu'un aveugle a recouvré la vue. La guérisseuse ne se fait pas payer le médicament. Il n'y a aucune exigence de paiement même après guérison ; mais il est possible de faire ensuite une offrande en nature. Ce don serait reversé au village.

Qui est-elle ? Nous avons interrogé à ce sujet plusieurs patients. La réponse sur son identité a toujours été "nous ne connaissons pas son nom"[114]. Nous avons passé un temps plus long avec une famille voisine dans leur concession située à 80 m de la case de la guérisseuse. Nous avons pu avoir un long moment d'échanges cordiaux et la confiance semblait s'être installée. Une femme de cette famille nous a dit avoir été guérie de sa maladie de peau (en fait toute la famille a suivi au moins un traitement et s'en félicite !).

Mais cette famille ne connaît pas non plus le nom de la guérisseuse qui est pourtant une voisine proche de très longue date. Il s'agit donc aussi d'un nom révélé imposant d'instaurer le secret.

Nous avons appris en 2016 que la faiseuse de miracles avait arrêté son activité. Les raisons nous sont inconnues.

---

[114]" On ne connaît pas son nouveau nom" est une formule étonnante, car la guérisseuse réside depuis toujours dans ce village. En fait elle aurait changé d'identité lors de la révélation du don et son nouveau nom appartient au secret (selon S Bouznah).

Mariama guérisseuse à Foumban (le même jour).

Mariama est la guérisseuse installée dans la région de plus longue date. Elle se voit donc confrontée à cette nouvelle concurrence. Elle vit dans un quartier populaire du bas de la ville de Foumban. C'est un lieu escarpé avec des ruelles de latérite rouge ocre. Il y a une foule d'environ une centaine de personne en attente devant une maison dont les murs sont en terre. A l'entrée de la case, une assistante bloque l'entrée ; cette imposante et belle femme d'environ trente ans porte une tenue blanche et un foulard à la musulmane (photo infra © J. Barrier) ; elle fixe chaque visiteur de son regard perçant et ordonne les entrées.

Ici aussi Mariama remettrait une potion (vraisemblablement d'origine végétale) que le patient se doit de boire sur place.

Devant la case, une grande bassine sert à recevoir le paiement des consultations. Elle est remplie de pièces (de 100 à 500 Francs CFA). Je suis en tête de file et me porte volontaire pour obtenir un traitement en déposant un billet de 2000 FCFA dans le récipient. Mais je n'aurai pas la "chance" d'être traité ; l'assistante rentre immédiatement dans la case et s'entretient avec la guérisseuse. De retour, elle informe le public de l'arrêt des consultations et que la tradipraticienne ne reprendra son activité que le lendemain vers 9 ou 10H. Le fait que l'assistante puisse informer la foule et arrêter la consultation juste au moment où j'aurais pu être le prochain client, ne peut que nous interpeller …

Il est près de 18 H (le soleil est près de disparaître sur l'horizon) et il nous semble logique que cette journée de travail puisse prendre fin. Mais est-ce une autre raison ? Il est vrai que nous avions court-circuité la file d'attente (à l'instigation d'Ibrahim) et que ce soit vécu comme une incorrection. Le plus probable est que la guérisseuse ne veuille pas recevoir d'étrangers.

Nous n'avons donc pas rencontré Mariam la guérisseuse. Nous remontons la ruelle jusqu'à notre véhicule. Un regard en arrière : la file d'attente ne s'est pas dispersée et nous constatons que d'autres personnes entrent alors dans la maison, ce qui confirme le fait qu'on n'ait pas voulu nous recevoir[115].

Ainsi, traitement miraculeux et secret vont de pair. La plupart des guérisseurs traditionnels en Afrique sont les héritiers de savoirs transmis oralement bien souvent au sein de la lignée parentale ; d'autres découvrent leurs dons à l'occasion d'un événement voire d'un rêve. Il fréquent que ces savoirs blancs ou noirs, c'est à dire bénéfiques - ou maléfiques en cas d'influence sorcière - soient de l'ordre du secret. Le secret n'a t'il pas par lui-même une capacité d'influencer la maladie et de favoriser le bien être ? Quelle que soit l'efficacité réelle des plantes et des rites d'accompagnement, il est certain que l'étude scientifique de ces diverses plantes médicinales serait d'un grand intérêt.

[115] Dans les deux cas, mon statut de médecin occidental n'était pas connu.

Témoignage

Troubles mentaux et médecine traditionnelle en Pays Dogon (Mali)

Robert Feiss[116]

Février 2003, Mali, village de Sangha, découverte en famille du pays dogon. Notre guide est accompagné par un homme d'une quarantaine d'années, souriant, affable, parlant correctement français, qui va cheminer avec nous en nous proposant son aide à la moindre difficulté. Bien connu des villages de la région, son vrai nom est Allaye mais tout le monde l'appelle Elvis, en souvenir d'un tee-shirt qui lui avait été offert à l'effigie du chanteur. J'apprendrai par la suite qu'il a présenté de graves troubles mentaux au début de sa vie d'adulte et qu'il a été pris en charge par un thérapeute traditionnel. Avec l'aide de sa famille son état s'est stabilisé et il gagne sa vie aujourd'hui en effectuant des petits travaux dans les villages et en aidant les touristes européens. En quelque sorte une forme de guérison psychiatrique devant laquelle un médecin psychiatre "moderne" reste très sceptique… ou décide d'étudier ces pratiques traditionnelles et de partir à la rencontre de ces "collègues" d'une autre culture.

Confrontation personnelle à la médecine traditionnelle

Sans soutien intellectuel universitaire, je me suis appuyé sur un réseau d'amitiés locales qui m'a conduit auprès des tradipraticiens spécialisés en pathologie mentale.

La célébrité du peuple dogon, depuis sa découverte par Marcel Griaule (*Dieu d'eau*) et Michel Leiris (*L'Afrique fantôme*) lors de l'expédition ethnologique Dakar - Djibouti en 1931, les multiples publications qui ont suivi, et enfin l'inscription par l'Unesco des Falaises de Bandiagara et du

[116] Robert Feiss est psychiatre français, président de l'association Ibi So. Ce chapitre résume une conférence grand public donnée pendant l'exposition.

pays dogon sur la liste du Patrimoine Mondial de l'Humanité en décembre 1989, au double titre de paysage naturel et de paysage culturel, ne facilite pas les échanges avec une population qui ne comprend pas que l'on puisse gagner beaucoup d'argent (livres, photographies) avec leur image et leur histoire, sans qu'il y ait un retour substantiel dans leur vie quotidienne.

Les Dogon ont bien conscience que les chercheurs travaillent d'abord pour eux et leur employeur[117]. Heureusement il y a des financements ponctuels qui sont alloués à la suite des publications scientifiques, permettant la prolongation des travaux ethnologiques sur le terrain et la participation des populations autochtones. Les témoignages sincères se déclinent "au compte-gouttes" et avec le temps. Comme partout en Afrique, le temps est un facteur essentiel pour obtenir des confidences et approcher une certaine authenticité. Il m'a fallu six années de visites régulières auprès des tradipraticiens pour pénétrer peu à peu dans un cercle de confiance et de compréhension de leur pratique médicinale, avec la possibilité au final de réaliser un film témoignage avec des patients évoquant leur troubles et leur guérison[118].

Il n'est pas facile pour un médecin européen, baigné de démarches diagnostiques scientifiques, de se confronter aux médecines traditionnelles. Notre formation nous incitant presque irrésistiblement à considérer les "guérisseurs" comme des "charlatans". A l'inverse, il aurait été malhonnête de ne pas reconnaître l'action bénéfique, sur le plan de la santé mentale, de ces tradipraticiens pour la santé publique des populations concernées.

Les diverses études réalisées, en particulier par nos collègues psychiatres italiens[119], montrent que nous sommes assez souvent efficaces sur la santé mentale de nos "patients", même si nous traitons ceux-ci sur

---

[117] L'Université ou les divers organismes de recherche.

[118] Tradipraticiens en santé mentale du Pays Dogo © Médimages 2013 (en ligne sur www.youtube.com).

[119] Dr Piero Coppo

des registres très différents. Nous appliquons un modèle scientifique où symptômes, étiologies et traitements forment une unité considérée comme indépendante du contexte social. En revanche, les thérapeutes traditionnels utilisent un modèle ancestral faisant intervenir le social, le culturel et le symbolique avec une efficacité thérapeutique avérée.

A cause de leur culture animiste, les tradipraticiens dogon ont été la cible des colonisateurs, d'abord catholiques, puis musulmans, et enfin des médecins dits "modernes" qui ont marginalisé leurs interventions.

D'un point de vue psychiatrique, la médecine "moderne" est inapplicable par manque de moyens humains car la spécialité psychiatrique ne s'enseigne qu'à Dakar, au Sénégal, et représente un coût financier très important pour un jeune médecin en formation. Il n'y a aujourd'hui que 8 psychiatres maliens en exercice. Enfin, le coût des thérapeutiques psychotropes modernes est exorbitant. Ainsi, la perte d'influence des tradipraticiens associée à la rareté des professionnels formés à la psychiatrie "moderne" a généré un problème majeur de santé publique au Mali : l'errance et la désocialisation des malades mentaux non soignés.

Les opinions ont donc évolué et, aujourd'hui, la question n'est plus de remplacer les thérapeutes traditionnels par des médecins formés à la faculté mais de confronter ces deux médecines afin qu'elles s'enrichissent mutuellement, dans l'intérêt de la santé publique des populations concernées.

Depuis quelques années les tradipraticiens, dont le savoir reposait uniquement sur une transmission orale, tiennent un registre de leurs interventions et des médications prescrites à des fins épidémiologiques. Des rencontres sont désormais organisées autour de cas cliniques pour confronter les pratiques thérapeutiques de ces deux médecines. Les tradipraticiens sont ainsi valorisés par la reconnaissance de leur savoir-faire et soutenus dans leur lieu de vie et d'exercice, donc dans leur village.

La menace climatique

La survie de la médecine traditionnelle nécessite, en conséquence, une action plus large de soutien aux populations vivant autour des falaises de Bandiagara. Actions, soutenues par l'Unesco, de préservation des milieux naturels et des moyens d'existence des populations locales (économie et développement durable, écologie et climatologie, tourisme, etc.).

Cette région de la boucle du fleuve Niger, est de type gréseux avec une hydrographie saisonnière (les Yames) et un climat soudano-sahélien. L'économie locale est essentiellement agricole malgré des contraintes géophysiques importantes (22% des terres sont cultivables, le sol est pauvre et nécessite d'être amendé, l'érosion hydrique et éolienne est forte). Il y a deux pôles de production : les cultures en "zones sèches" qui dépendent de la pluviométrie (de juin à octobre), représentées essentiellement par le mil, et les cultures en "zones irriguées" autour des barrages et des retenues d'eau (de septembre à avril) représentées majoritairement par les oignons. Les modifications climatiques actuelles entraînent une désertification progressive du nord du Mali avec un retentissement sur le volume de production des cultures essentielles ainsi que sur le cheptel des éleveurs. Les zones boisées ne sont plus régénérées et le bois de chauffage domestique pour la cuisine est une denrée coûteuse. Il en est de même pour la médecine traditionnelle et la mise en culture de certaines plantes médicinales menacées devient nécessaire[120].

Le tradipraticien dogon

Il est un élément clef dans la structure du village dogon. Il y possède ses lieux de rituels et son "talent thérapeutique" s'y exerce à plein. Il n'intervient à l'extérieur de son village que de manière exceptionnelle et transitoire. Il y a reçu son enseignement par la voix de son père et l'a accompagné de nombreuses années dans sa démarche clinique : pratiques diagnostiques, références symboliques, interventions thérapeutiques et

120 La possible disparition des ressources en plantes médicinales est un problème important soulevé par les spécialistes soit du fait de la désertification soit du fait du déboisement.

réalisations des décoctions de plantes médicinales. Il n'accédera à la fonction qu'avec l'accord de son père. La force et la réputation du tradipraticien repose aussi sur cette transmission intrafamiliale du savoir.

Ce savoir, acquis par héritage et par apprentissage, contient des éléments cliniques et des facteurs "non médicaux" : la mise en jeu des puissances tutélaires, le respect des normes culturelles et symboliques du village, la réaffirmation des rapports de force et de pouvoir dans la lignée familiale.

La causalité des maladies est souvent rapportée aux transgressions d'interdits, aux interventions des génies ou des ancêtres ou à des actes de malveillances, le tradipraticien apporte à la population des moyens de prévention et de protection contre ces diverses origines du malheur de l'individu.

Dans la dynamique du pays dogon, le village s'appuie sur le tradipraticien, symbole de protection de son existence (ou de sa survie) et celui-ci fait bénéficier la population villageoise de son art médical. Chacun dépend de la présence de l'autre. Chaque tradipraticien a par ailleurs des compétences particulières, spécialités reconnues par les autres praticiens, qui lui adressent certains types de malades. Cette coopération "confraternelle" s'est concrétisée depuis quelques années au sein d'une association régionale des thérapeutes traditionnels. Sur le versant des troubles mentaux, les tradipraticiens sont parfois amenés à prodiguer leurs soins à des personnes extérieures au village et vivant en milieu urbain. Ces personnes sont à la recherche d'un traitement différent ou d'une protection particulière, plus en phase avec leur culture d'origine, là où la médecine dite "moderne" semble avoir échouée.

L'exercice en santé mentale dans le pays dogon

La maladie mentale est considérée comme le résultat d'une rupture entre l'équilibre intérieur (structure de la personnalité, histoire familiale et filiation) et la relation au monde des hommes et des entités naturelles et surnaturelles. Le principe thérapeutique fondamental est de ne pas séparer l'individu de son milieu social et de sa famille (au sens large de la parenté).

Les tradipraticiens spécialisés dans les troubles du comportement, de la dépression, de l'anxiété ou de l'angoisse psychotique, appliquent des techniques "psychothérapiques" proches de la psychiatrie classique : l'histoire de la maladie, la confrontation du symptôme et de sa symbolique, et l'implication de la famille dans le processus des soins. Les rituels à type de récitatifs, de manipulations, d'invocations des ancêtres et des fétiches, de sacrifices de petits animaux... permettent le plus souvent un apaisement salutaire du malade et une adhésion au soin à venir.

L'usage de plantes médicinales en décoction semble d'une efficacité comparable, sur le long terme, avec nos médicaments psychotropes.

L'agitation psychotique et la violence sont les deux préoccupations des tradipraticiens qui ne bénéficient pas de l'aide incomparable de nos "camisoles chimiques". Les entraves et les liens sont souvent la seule alternative, ainsi que la présence d'assistants "costauds" lorsque la dangerosité n'est plus contrôlable par une parole rassurante.

Le bilan des résultats objective, le plus souvent, soit une disparition des troubles, soit une cohabitation paisible de l'individu avec ses propres éléments pathogènes.

L'hospitalisation dans les centres de médecine "moderne" est rare (le seul hôpital psychiatrique est près de la capitale à Bamako) ou peu efficace (dispensaire local non spécialisé), la plupart du temps c'est la famille qui donne un cadre de soin aux prescriptions du thérapeute. Lorsqu'une mise à distance de la famille ou du village est nécessaire (violences), le tradipraticien "hospitalise" chez lui le malade.

Le lien entre les praticiens et leurs malades est très fort, et il perdure longtemps après la disparition des troubles, comme un "traitement d'entretien ". Chaque année une fête au village est organisée, et à cette occasion les anciens malades viennent saluer et remercier leurs thérapeutes en apportant des présents (le soin est rarement honoré avant le résultat !).

Notre intervention associative

C'est à ce niveau que nous sommes intervenus, dans un premier temps, avec des fonds associatifs (*PSY 12, association de psychiatres libéraux du 12ème arrondissement de Paris*) pour créer des petites structures d'accueil dans les villages, proches du lieu d'exercice du tradipraticien.

La construction d'unités d'hospitalisation traditionnelles nous a été suggérée en 2006 par Elin Arama, tradipraticien "généraliste" de 61 ans, avec plusieurs spécialités dont les troubles mentaux et neurologiques, et résidant à Ama, un village isolé du plateau dogon, au sud de Bandiagara. L'obstacle le plus important au traitement des troubles psychiatriques graves (agitation anxieuse, violences, divagation en brousse, non reconnaissance des parents) résidait dans la question du lieu de soin. Trop souvent, il devait laisser libre une partie de sa maison et faire déménager sa famille pour "hospitaliser" un malade. Il avait construit un petit pavillon en banco pouvant accueillir deux malades et leurs accompagnants. Un deuxième pavillon avait été financé par des dons hollandais pour une somme semblant tout à fait accessible aux moyens financiers d'une association : 500 euros !

Les premiers fonds récoltés (*association PSY 12*) ont permis deux constructions en 2007, l'une à Ama et l'autre à Bandiagara. La rapidité dans l'exécution des travaux et l'utilisation médicale immédiate de ces locaux, la satisfaction des populations et des organismes administratifs locaux nous ont conduits à renouveler ces opérations en 2008 et 2009.

Sur cette période notre action a donc permis :

- La construction de deux bâtiments d'hospitalisation traditionnelle (dix malades) et d'un sanitaire dans le village d'Ama pour le tradipraticien Elin Arama.

- La construction d'un bâtiment d'hospitalisation traditionnelle (quatre malades) et la réfection du toit d'un local existant dans le village de Sokoura pour le tradipraticien Yaya Guindo.
- La construction d'un bâtiment d'hospitalisation traditionnelle (quatre malades) dans la ville de Bandiagara pour le tradipraticien Seydou Timbiné.
- La création d'un jardin de plantes médicinales avec un puits dans le village d'Ondogou pour le tradipraticien Ambaïndé Timbiné.

Il faut préciser que toutes ces actions ont été réalisées par les dons d'une quarantaine de personnes sur trois années, soit… 4160 euros entièrement investis au pays dogon.

Le projet d'aide complémentaire aux thérapeutes traditionnels est le deuxième point de notre intervention. L'action utile aujourd'hui pour leur quotidien est de favoriser l'adduction d'eau (forage de puits) à proximité des lieux de soins pour l'hygiène des malades, la réalisation des décoctions médicamenteuses, l'entretien de jardins de plantes médicinales. La vie au sein du village est ainsi améliorée.

Pour prolonger notre soutien, l'association Ibi So (en dogon, la langue secrète et initiatique des tradipraticiens) a été créée pour gérer des dons publics et privés. Elle s'est associée à une ONG spécialisée dans la construction de puits au pays dogon[121].

Réflexions d'un psychiatre français au pays dogon

La question "chimique" du médicament psychotrope est souvent posée face aux médecines traditionnelles avec la croyance erronée que les décoctions sont naturellement moins puissantes et moins nocives que nos pilules habituelles. Nous avons vu que sur le long terme les résultats étaient

---

121 Association CSO Mali, www.cooperationsud.org

assez proches et que nos pilules ne se différencient que sur une action sédative immédiate dans les cas d'extrême violence.

Les tradipraticiens accompagnent leurs décoctions de paroles et de rituels. C'est cet ensemble qui est thérapeutique. Dans nos cabinets de consultations nous faisons pratiquement la même chose avec nos pilules modernes... Néanmoins il s'avère, après des années de collaboration entre médecins occidentaux et tradipraticiens, que ces traitements ne sont pas interchangeables car liés à trop de supports culturels différents. Avec les certitudes médicales qui nous caractérisent, nous avons tous, dans un premier temps, apporté des médicaments à ces tradipraticiens qui les ont utilisés sans notre support clinique et pharmacologique. Le résultat a été négatif : amélioration transitoire (effet réel ou placébo d'une "médecine occidentale ") par manque de suivi médicamenteux ; de plus il y avait une perte de confiance du malade dans le tradipraticien qui n'intervenait plus avec sa qualité première. Aujourd'hui, la situation est plus claire. Grâce à la collaboration et aux échanges entre les différents intervenants locaux en santé mentale, les médicaments ne sont prescrits que par un médecin, à la demande du tradipraticien lorsque ses techniques n'arrivent pas à apaiser le malade. Le traitement est volontairement court, comme une parenthèse dans le suivi traditionnel qui reprend dès que possible.

L'implication de la famille dans le suivi thérapeutique du malade est très intéressante, à la lumière de la crainte ou de l'exclusion dont sont victimes les malades mentaux dans notre monde "moderne ". Le trouble mental d'un individu déstabilise toute la parentalité, voire tout le village. Il y a donc un accompagnement physique dans le processus de soins. Cette présence est très appréciée par le tradipraticien comme "aide-soignant" mais surtout comme participant à la guérison et assurant une interface avec la famille ou le village. L'après traitement est ainsi favorisé.

"*Quand le fou traité par le guérisseur se rétablit et commence à parcourir les rues du village pour se rendre aux champs ou au puits, ceux qui le rencontrent lui lancent des saluts pour l'amener à tisser de nouveau les mailles du discours que sa folie avait*

lacérées, le repoussant ainsi en marge ou carrément à l'écart de la société humaine."
Piero Coppo, Les guérisseurs de la folie (1994)

Une question m'est fréquemment posée : quelles sont les conséquences de cette expérience pour votre pratique professionnelle ? Tout d'abord, que l'on peut aborder les troubles mentaux de différentes façons et néanmoins donner une réponse satisfaisante au patient. Ensuite que les symptômes sont toujours reliés à des codes et des symboles liés à la culture locale ; l'histoire des peuples et des langues est donc primordiale pour comprendre une plainte ou une souffrance. Qu'en ce qui concerne les soins psychiatriques, des qualités relationnelles chaleureuses permettent souvent d'apaiser l'angoisse première du malade et d'aborder plus sereinement le délire sous-jacent.

En revanche, et cela semble beaucoup chagriner mes interlocuteurs, ma pratique professionnelle a peu changé car les techniques de soins, psychothérapiques ou médicamenteuses, sont trop éloignées de ces praticiens traditionnels. L'éducation, le mode de vie et l'inconscient culturel porté par la langue maternelle sont trop différents. Cette question devient d'ailleurs prégnante face à des migrants dont nous ne connaissons ni la langue, ni les codes inconscients. Un jour, j'ai reçu à mon cabinet parisien la visite d'un malien, venant travailler en France, qui avait été soigné par Elin Arama. Il venait m'apporter le salut du tradipraticien et rencontrer ce psychiatre blanc, ami de son thérapeute. Il m'a demandé de l'aider si besoin, m'a salué et a poursuivi son chemin…

Naturellement sur un plan personnel ces multiples rencontres et ces liens tissés m'ont enrichi. Les longs entretiens avec les tradipraticiens mais également les simples échanges du quotidien avec les membres des villages, hommes, femmes et enfants. Ces moments sont gravés dans ma mémoire, moments que je pourrais traduire, en empruntant les mots du poète St John Perse, comme "*un agrandissement de l'œil aux plus hautes mers intérieures*".

Témoignage

Ethno-chirurgie: Histoires de village…

Patrick Knipper

Il existe, en France et depuis longtemps, une longue tradition d'aide envers les pays en voie de développement et notamment dans le domaine de la santé. Constatant que 80 % de la demande en chirurgie réparatrice se trouve en brousse, et que l'accès à ces soins chirurgicaux est très insuffisant, notre petite organisation non gouvernementale (ONG) a décidé d'aller travailler au plus près des besoins de ces patients. *Interplast-France / Chirurgie sans frontières,* est une ONG française spécialisée dans la chirurgie plastique dans les pays en voie de développement (www.knipper.fr). Au cours de nos missions, nos patients ont ainsi pu bénéficier d'interventions parfois très sophistiquées. Nous sommes mis volontairement en immersion pour travailler dans les conditions locales et répondre à la demande au village. Nos équipes de chirurgiens et d'anesthésistes se sont adaptées à ce nouvel environnement de travail, à ces nouveaux patients et aux différentes pathologies rencontrées. Nous avons travaillé dans le respect des traditions locales et en collaboration avec les tradithérapeutes locaux. C'est cette expérience originale que nous rapportons.

Pour autant, nous avons vite eu l'impression que notre biomédecine ne pouvait pas tout traiter. Depuis longtemps, les anthropologues se sont intéressés aux causes des maladies des populations ou des ethnies à tort dites primitives. En mission, la connaissance de cette interprétation des étiologies du mal a été importante. Mais nous étions là pour soigner. Même en considérant ce point de vue anthropologique, il nous restait à traiter c'est-à-dire à utiliser les traitements relevant de la médecine dite savante pour soigner des maux qui pouvaient avoir une cause surnaturelle. Nous avons donc très vite valorisé la dimension anthropologique et culturelle de nos pratiques de santé dans nos missions[122]. Nous avons exploré comment la biomédecine contemporaine, à travers notre pratique chirurgicale, se confrontait à la diversité culturelle rencontrée et aux traditions médicales locales.

Nous avons essayé de développer le concept d'ethno-chirurgie qui résulte donc de cette cohabitation entre notre chirurgie et la médecine traditionnelle. L'ethno-chirurgie est différente de l'anthropologie de la chirurgie. Elle se veut être un domaine de recherche partageant objets et méthodes tant avec la chirurgie qu'avec l'anthropologie. Mais l'ethno-chirurgie veut surtout comprendre l'interprétation (ou le vécu) du geste chirurgical chez un patient par rapport à son environnement d'une part, aux systèmes culturels d'interprétation et de traitement de la maladie d'autre part. L'ethno-chirurgie va nous conduire à imaginer des dispositifs originaux de prise en charge pluridisciplinaire de ces patients. Elle consiste à traiter le patient dans sa totalité, avec des moyens techniques sophistiqués mais dans le respect de ses origines, de ses croyances spécifiques et en fonction des traditions thérapeutiques locales. Il nous semble important de respecter l'influence de cet environnement dans tout programme thérapeutique. Nous avons également appris que "l'influence peut guérir"[123]. L'ethno-chirurgie ne se contente pas de traiter un patient ; elle essaye de le "guérir" mais avec la collaboration des deux médecines. Nous voulons, surtout, donner un rôle primordial au regard du patient sur la médecine que nous importons chez lui. L'ethnologie observe l'autre ; l'ethno-chirurgie regarde comment l'autre nous observe. C'est de l'ethnologie à l'envers et cela nous a semblé essentiel parce qu'un traitement ne peut être accepté que s'il est bien compris. Nous essayons donc de savoir comment notre action chirurgicale est comprise. De cette compréhension naitra une meilleure acceptation et, donc, une meilleure action thérapeutique de notre travail.

---

122 Ethnochirurgie ou réflexions sur le regard de l'autre, en mission. P. Knipper. Revue de Stomatologie et de Chirurgie Maxillo-faciale 112 (2011) pp. 385-387

123 L'influence qui guérit. Tobie Nathan. Poches Odile Jacob, 2001

Pour expliquer pratiquement comment nous avons évolué sur le concept d'ethno-chirurgie dans nos missions, nous vous proposons trois typologies d'interventions que nous réalisons régulièrement : interventions de présentation, de médiation et de négociation. Nous nous sommes positionnés comme des médiateurs (entre deux médecines, entre différentes cultures, entre deux modes d'exercice) et nous gardons notre regard d'investigateur. Mais nous sommes médecins et non pas anthropologues ou sociologues. Plutôt que de nous hasarder dans une narration à prétention scientifique, nous allons simplement évoquer ces modalités d'interventions à partir de quelques expériences chirurgicales types vécues au village.

L'intervention de présentation

Il s'agit, par exemple, du lipome (tumeur graisseuse bénigne inesthétique). Initialement, nous avons cherché à recréer notre "univers" chirurgical habituel c'est-à-dire en intervenant dans une structure en dur qui pouvait ressembler à un bloc opératoire. Dans la pratique thérapeutique traditionnelle, ce qui est caché est le plus souvent considéré comme sacré ou tout au moins secret. Les traitements pratiqués dans l'intimité d'une case peuvent être interprétés comme étant des thérapeutiques magiques, bénéfiques ou maléfiques (sorcellerie). Ce sont les commentaires des chefs de villages et l'enseignement reçu des tradithérapeutes qui nous ont fait évoluer dans un autre sens.

Intervention de présentation signifie que nous avons choisi de "présenter" notre intervention en travaillant à l'extérieur. D'abord, nous présentons notre traitement dans un langage médical compréhensible, non sophistiqué. Nous laissons le choix aux villageois de venir nous rencontrer et nous leur montrons sans ambigüité nos interventions au centre du village auxquelles ils assistent. Il faut savoir que ce type d'intervention est simple et dotée d'une gestuelle chirurgicale compréhensible et indolore. Ainsi, nous devenons "les visités". En présentant ce que nous faisons, nous laissons le choix à la population d'interpréter notre action et d'en définir l'orientation. Le fait de travailler de la sorte nous a été, en quelque sorte, incité par notre action préalable au village.

L'intervention de médiation

Selon notre expérience, elle peut être représentée par la fente labiale (malformation congénitale de la lèvre qui est fendue et improprement appelée "bec de lièvre"). Comme dans toutes spécialités, il y a des interventions que l'on aime bien montrer. La fente labiale est à la chirurgie humanitaire ce que la prothèse mammaire est à la chirurgie esthétique. En effet, cette dernière intervention ne présente pas de difficultés si l'indication est bien posée, les suites postopératoires sont assez simples et prévisibles, le résultat est toujours spectaculaire et "présentable" aux téléspectateurs à une heure de grande écoute[124]. Quand nous devons mettre en valeur nos missions humanitaires, nous faisons comme ces "grossistes" en chirurgie esthétique. Nous présentons la prise en charge d'une fente labiale car l'intervention est simple, les suites sans difficulté et le résultat spectaculaire. Nous appelons cela une intervention de médiation. Dans médiation, il y a "média". Le savoir-faire est bien mais le faire savoir est vital pour une petite ONG comme la nôtre. Toutes nos actions nécessitent des fonds. Ne recevant aucune subvention institutionnelle, c'est en nous faisant connaître et en ayant une image que nous pourrons obtenir des financements. L'image du petit enfant peul opéré de sa fente labiale est plus porteuse en matière d'image que le gros lambeau de grand dorsal pour réparer le délabrement facial consécutif à un noma, maladie fréquente en Afrique dans les populations dénutries[125]...

En mission cela va encore plus loin. En effet, médiation signifie également conciliation, intercession voire transaction... Tout cela est

---

124 Quand un "grossiste" en chirurgie esthétique passe dans une émission de télévision grand public, vous devinez quelle intervention il va présenter : les prothèses mammaires !
125 Peaux de Chagrin. La chirurgie plastique au service de l'humanité. Patrick Knipper. Edition Michel Lafon, 2007.

nécessaire pour pouvoir opérer dans nos missions. On ne touche pas le corps sans l'accord et, pour toucher le patient, il va falloir discuter, être conciliant et chercher un compromis. Il peut falloir attendre que le génie de la "brousse" soit d'accord. Accepter d'attendre permet que la confiance s'installe. Dans ce long processus de médiation, l'image positive d'une fente labiale reconstruite peut être décisive. Elle sert à montrer que cela en vaut la peine et aussi d'expliquer que réparer une lèvre fendue avec la médecine moderne n'enlève rien au pouvoir de la médecine traditionnelle. De surcroît, l'esthétique aura ici un grand pouvoir de négociation car rien n'est plus beau pour des parents que le visage de leur enfant réparé et, cela, même quand on est pauvre…

L'intervention de négociation :

Il s'agit de la hernie inguinale (tuméfaction de l'aine secondaire à une faiblesse de la paroi abdominale). Pourquoi devons-nous négocier ici ? Tout simplement pour pouvoir opérer. Certains diront : "*mais s'ils ne veulent pas qu'on les opère, alors ne les opérons pas !*". En pensant ainsi on ne pourra jamais opérer ceux qui en ont le plus besoin c'est-à-dire les intouchables, ceux qui sont inaccessibles, ceux qui ont des maladies que personne ne veut soigner car non rentables, ces enfants misérables qui ne valent rien, ces nouveau-nés du Lac Volta au Ghana que l'on noient à la naissance parce qu'ils présentent une malformation congénitale, ces enfants du Fleuve Niger qui ont la maladie du vent (noma), ces enfants sorciers de l'Est du Bénin que l'on élimine parce qu'ils sont nés avec une dent sur le maxillaire supérieur, etc. Non ! Il faut arriver à "toucher" ces enfants, à les soigner et, pour cela, il faut négocier ! Nous avons trop souvent été dans des villages pour opérer des patients qui n'existaient pas ou, plutôt, que l'on ne nous présentait pas. Nous avons mis trop de temps à comprendre pourquoi on ne nous présentait pas ces enfants. C'est malheureux à dire mais nous croyons avoir trouvé une des explications car, forcément, il y en a plusieurs. Les enfants pauvres ne payent pas et leurs parents qui sont de l'ethnie "misère" n'ont pas les moyens de financer l'intervention. Nous vous entendons encore dire : "*mais, en humanitaire, l'ONG paye tout ; ils n'ont rien à payer !*" Vous avez encore raison, nous prenons tout en charge mais pour travailler dans un pays, il faut l'accord des autorités locales, l'accord du chef de village voire l'accord de l'ensemble du groupe, etc... Et, surtout, pour travailler nous avons besoin d'intermédiaires qui vont identifier les patients, les chercher dans les villages, coordonner la mission, les consultations, les suites, etc... Pour tous ces gens, l'intérêt sera la "commission" qu'ils vont pouvoir espérer sur les différentes étapes. Malheureusement, le pauvre qui n'a pas d'argent ne sera pas mis sur la liste d'attente pour la mission de l'ONG et ne sera pas opéré.

Heureusement, nous avons trouvé une solution : l'intervention de négociation. Dans notre expérience au village, c'est la hernie inguinale. Elle est fréquente chez "le vieux" et c'est lui qui a la richesse ("En Afrique, un vieillard qui meurt c'est une bibliothèque qui brûle", Amadou Hampâté Ba). On s'en est rendu compte car sur nos listes opératoires, il y avait beaucoup d'hernies inguinales. Nous avions gentiment indiqué que nous étions plasticiens et que les hernies pouvaient être opérées par les chirurgiens locaux. Mais l'explication était simple, "les vieux" ont de l'argent pour payer les "commissions" et de surcroît nous faisions les interventions gratuitement alors que le chirurgien local se faisait payer (ce qui, par ailleurs, était complètement normal). Tout était concordant, ici la personne âgée est plus importante et c'est elle qui a l'argent. C'est donc elle qu'il faut opérer. Nos désirs d'opérer les enfants pauvres ne correspondaient pas avec la logique pécuniaire de nos amis intermédiaires. En gardant à l'esprit le principe de négociation que nous a enseigné l'ethno-chirurgie, nous avons préféré négocier : je t'opère une hernie (et tu prends ta commission) mais tu me laisses opérer un enfant. L'intervention de négociation était née ! Ce n'est peut-être pas la meilleure solution, mais cela me laisse le temps de réfléchir, de continuer à m'interroger sur la "vraie" bonne solution tout en respectant le fait que je dois m'adapter et, surtout, de ne pas perdre de temps en négociations pour opérer le plus possible ces enfants...

Pour conclure sur l'ethno-chirurgie, nous pensons que tout patient devrait être traité par les moyens techniques les plus sophistiqués mais dans le respect du milieu dans lequel il évolue. La prise en charge d'un patient devrait également se faire en fonction de ses origines, de son histoire, de sa culture, de son ethnie en considérant les traditions locales et cela quel que soit le pays. Nous définissons ainsi le concept d'ethno-chirurgie qui associe une prise en charge chirurgicale moderne à une médecine plus traditionnelle. A travers ce concept, nous essayons de traiter le patient dans sa totalité c'est à dire dans ses parties visibles et invisibles. Plutôt que d'opposer les différents procédés thérapeutiques entre eux, nous pensons qu'il vaut mieux les associer en fonction du patient à traiter. Plutôt que d'essayer d'adapter le patient à une médecine, nous préconisons de laisser le patient choisir sa médecine.

Nous voulons surtout donner un rôle primordial au regard du patient que nous soignons en mission sur la médecine importée chez lui. L'ethno-chirurgie c'est transformer le corps sans désaccord avec le milieu et cela, quel que soit le lieu.

Comprendre les systèmes de santé en Afrique traditionnelle

Le vodun (vaudou) *Yvan Etiembre*

Guérir dans le système de pensée vodun *Yvan Etiembre*

Maladie et guérison dans la société traditionnelle centrafricaine *Pierre Saulnier*

L'ordalie *Pierre Saulnier*

La chaine des rituels de guérison chez les lobi *Marc Jousset*

Repère

Le vodun (vaudou)

Yvan Etiembre

Vodun a le sens général de "monde des invisibles"

On donne ce nom (on peut écrire aussi vodu ou vaudou) à un ensemble de croyances traditionnelles et de rites de peuples du Bénin, Togo, Nigéria, notamment les **Fon, Ewé et Yoruba**. C'est une vision du monde et une sagesse pratique au service de l'homme, à la fois religion, morale, médecine mais aussi musique et danse. Suite à la traite des esclaves, il s'est développé aussi sous diverses formes **à Haïti, au Brésil, ou à Cuba.**

Le système de pensée reconnait l'existence d'un Etre Suprême (Ma Vu) mais radicalement inconnaissable. "Animiste", il postule que le cosmos est parcouru d'un "flux vital" qu'on peut canaliser ou capter. Les forces captées, assagies, domestiquées seraient alors fixées à demeure dans des pierres ou des objets. **Ce sont elles qu'on appelle vodun. Il en existerait plus de 400.**

Selon ces croyances, l'homme ne serait pas totalement impuissant, en présence d'un destin tragique (maladies, catastrophes naturelles...) soudain et inexplicable. Il pourrait influer sur le cours des choses en s'adressant aux vodun. Avec eux, il nouerait un pacte leur offrant un culte, des rites et sacrifices en échange de protection et de bienfaits.

Le vodun est donc à la fois :

- une religion,
- une sagesse comportant une véritable morale de l'existence harmonieuse et de la sérénité.
- un art divinatoire, le FA: le devin interprétant des jets de graines ou de cauris, selon un code préétabli,
- Des rites et sacrifices où les fidèles entrent souvent en transe et sont "chevauchés" par un vodun qui prophétise par leur bouche,

- Un ensemble de pratiques thérapeutiques avec toute une pharmacopée fondée sur les plantes.

La rencontre concrète avec le monde vodun est d'abord celle d'un ensemble d'objets que nous nommons "fétiches", y voyant une analogie avec des idoles.

Le "fétiche" n'est justement pas une idole : il n'est jamais l'image d'une divinité, comme nos statues, mais l'incarnation, **la présence** des forces naturelles qu'on aurait réussi à capter et fixer dans sa matérialité. Il peut être vaguement anthropomorphique ou informe. **L'essentiel tient à sa "charge magique"**, divers ingrédients minéraux ou végétaux qu'on a souvent enfouis à sa base et aux rituels qui ont permis à un vodun (ce peut être un ancêtre divinisé) de s'installer.

On distingue deux sortes d'objets : ceux qui gardent le nom de vodun par le préfixe **Vo** et les **Bo** (**boccio**).

Les vodun se trouvent installés à demeure dans des enceintes réservées ou dans des cours d'habitation. Les objets peuvent être des statues mais le plus souvent des monticules de terre à forme vaguement humaine. L'étymologie du mot **Vo** renvoie à l'idée d'une sérénité de vie dans un territoire : l'objet étant ainsi protecteur. Il signifie aussi un "trou" permettant un passage vers le monde des invisibles avec lequel il communique.

Les **boccio** fréquents dans les musées et les collections, sont des charmes, des sculptures avec des charges magiques. Ils sont souvent chargés de liens ou de cadenas avec une patine crouteuse venant des sacrifices répétés. **Le sens du mot est en effet celui à la fois de médecine qui écarte la mort et de liens (ficelles de ficus) qui capturent le mal.** L'objet est partout dans la demeure et on peut même le transporter avec soi.

La pensée vodun postule que le monde est une totalité harmonieuse menacée de déséquilibre. Des forces "sauvages" y circulent, synonymes de danger.

On peut cependant rétablir l'équilibre perturbé grâce à un ensemble de mythes, de rites divinatoires, de sacrifices et de pratiques "thérapeutiques" ou en s'aidant de "fétiches".

Synthèse

Guérir dans le système de pensée vodun

Yvan Etiembre

Je partirai du principe qu'une relation entre soignant et malade s'établit, à la fois dans un espace défini par le lieu ou les personnes qui y sont présentes (médecins, devins), mais est aussi dans *un espace symbolique* qui ne se limite pas au patient et au thérapeute. Elle est aussi la rencontre entre ce que j'appellerai le *système du patient et celui du thérapeute.*

La maladie serait un évènement biologique qui s'inscrit dans le corps d'un individu mais *dont l'interprétation, imposée par le modèle culturel, est immédiatement sociale.* Une maladie n'est pas seulement un cas, mais bien un modèle qui explique l'évènement ou plutôt le point de rencontre, voire la confrontation, entre plusieurs modèles explicatifs : celui de l'individu et son groupe d'appartenance, (ethnie famille etc..) et celui du praticien, professionnel ou traditionnel, et son groupe d'appartenance.
On peut considérer qu'entrent en jeu dans la maladie, consciemment ou inconsciemment, trois paramètres : "l'être, le sens, le faire".

L'être : un ensemble de représentations ontologiques, cosmologiques, religieuses, métaphysiques, idéologiques, tel se présente le vodun, mais aussi nos représentations telles que l'histoire les a consacrées : rationalité et séparation de domaines, primat des sciences et techniques, croyance au progrès.

Le sens : ce qu'on pourrait appeler des "théories étiologiques" qui répondent au trouble : appel à une explication par des invisibles, des ancêtres ou des forces de la nature, comme les entités vodun, ou des réalités microscopiques comme les virus ou bactéries dans notre médecine. Ce peut être une explication génétique ou épidémiologique que proposent les sciences, mais aussi l'intervention de la sorcellerie des "peuples racines" (Jean Malaurie), telle qu'elle a aussi existé dans notre histoire.

Le faire : l'ensemble des actes thérapeutiques qui découlent des deux premiers niveaux. Ainsi tout l'appareillage scientifique, analyses, imageries et production industrielle de médicaments. Ainsi les thérapies traditionnelles, pharmacopée empirique fondée sur les plantes mais aussi les scénographies thérapeutiques comme la divination, la transe (soit doublée de possession, soit chamanique), ayant été qualifiées de "théâtre vivant" par certains anthropologues.

Dans le contexte des thérapies traditionnelles comme le vodun, la maladie, dans le sens strict du terme, n'est ainsi qu'une petite province du pays où le guérisseur est appelé à livrer bataille. *Ce* pays, c'est celui du mal sous ses diverses formes, de l'adversité en général.

Remarquons que le guérisseur est ainsi sollicité pour diverses raisons qui n'ont rien à voir avec la maladie telle que la conçoit la médecine occidentale. Ceux qui ont recours au thérapeute indigène peuvent lui demander un blindage magique contre les attaques des sorciers, un talisman pour mettre fin à l'infertilité, des grigris pour éviter que ne se répètent des cas de suicide dans une famille, ou la multiplication des cas de divorce, des mauvaises récoltes, enfin l'échec dans les affaires ou au niveau scolaire. Pour le guérisseur africain, la maladie comporte une dimension mystérieuse en rapport avec les relations sociales qui impliquent les vivants et les morts, ainsi que des puissances surnaturelles. Le théâtre d'opération du guérisseur dépasse donc l'observable et le mesurable et ne peut pas s'appuyer uniquement sur le constat des lésions et des infections, ni d'ailleurs sur les seules informations que fournit le patient. Le guérisseur doit établir sa crédibilité en découvrant ce que le malade ne sait pas ou ce qu'il cache.

Tout ceci est très différent de notre modèle fondé sur la rationalité, mais celle-ci a aussi une histoire, se constituant au 17ème et 18ème siècles avec le Cartésianisme et les Lumières, triomphant au 19ème avec le Positivisme ; encore dominant à notre époque (sous la forme de la rationalité économique).

Rationalité qui se fonde à la fois sur l'évolutionnisme et l'idée de progrès. A partir du 17ème siècle va s'opérer ce qu'on a appelé *Le Grand Partage*, (Isabelle Stengers), la coupure des mots et des choses, de la nature et de la culture ; la séparation des domaines, les sciences, la religion et les arts, l'esprit et le corps, la raison ou la foi. La médecine scientifique est ainsi née de la coupure cartésienne de l'âme, esprit ou psychisme (l'intériorité) et de l'extériorité, le corps/machine, qu'on peut alors objectivement démonter, disséquer, et réparer. La conséquence est que la maladie concerne le corps comme simple organisme biologique, disjoint du tout que constituent la personne et son environnement naturel et social. L'expérimentation scientifique consiste *à épurer* un dispositif de ses causes adjacentes, d'artefacts comme l'imagination, la subjectivité, la suggestion (le transfert), l'effet placebo, mais ne les explique pas (on a constaté mais rien expliqué en invoquant par exemple l'auto suggestion).

Cette épuration se symbolise, à partir du 18ème siècle, par la notion de *charlatan* opposée à médecin, lors d'une controverse célèbre à propos du magnétisme de Messmer, lequel obtenait des guérisons spectaculaires, tout en en étant incapable d'en fournir la justification. Serait donc charlatan, dans cette conception historique, (mais qui devient un saint produisant des "miracles" dans un contexte religieux) celui qui guérirait tout en étant incapable de prouver expérimentalement ce qu'il fait.

Or le désensorceleur du bocage normand ou le devin du vodun, comme le saint chrétien, peuvent se proclamer voyants mais ne se prétendent pas médecins. Il faut comprendre que ne se confondent pas le champ de la charlatanerie (qui existe bien sûr, y compris chez les guérisseurs traditionnels - surtout depuis qu'ils sont devenus "à la mode") et le champ de ceux qu'on nomme désormais les *tradipraticiens*, agissant au sein de systèmes culturels différents et qui se situent donc dans un "*ailleurs*", par rapport à notre médecine scientifique.

Il n'y a bien sûr aucun sens à dénigrer les faits d'entités mesurables selon des techniques scientifiques, ni de nier leur efficacité. *Il s'agit ici de montrer la cohérence d'autres expériences* qui peuvent être tout aussi crédibles selon d'autres principes d'acceptation (telle l'efficacité basée sur le soutien social). Ce qu'on appelle de nos jours, *le savoir expérientiel* (celui des patients par ex) qu'on commence d'ailleurs à reconnaitre dans l'institution hospitalière. Aucun savoir n'est pur et le savoir scientifique nous apparaît tel, seulement après coup, lors des stabilisations des paradigmes, alors qu'il est lui-même le résultat de crises, de débats où se mêlent d'autres considérations que les faits dans l'histoire des découvertes. L'on peut entrevoir que tout savoir, dans son histoire et lors de sa constitution, reste *métis* (enchevêtré de vérités et de croyances, d'expérience et de rationalité, de local et de global). Ainsi Kepler était d'abord astrologue et c'est en voulant améliorer ses prédictions qu'il conçut ses lois.

Pour faire simple, je dirai que notre médecine recherche les causes d'un trouble alors que les thérapies traditionnelles répondent d'abord au problème du sens pour l'individu, sa famille, son groupe social. Ainsi le système de pensée vodun.

Il est sans doute difficile de définir ce qu'on entend exactement par Vodun.

Tout de suite s'impose à notre imaginaire, la vision de scènes cinématographiques où se combinent sacrifices sanglants, zombies, transes violentes et poupées maléfiques et qui se mêle à l'exotisme touristique comme aux fantasmes d'Hollywood. S'impose aussi l'image de "fétiches", à l'aspect repoussant, synonymes longtemps d'idolâtrie sauvage, avant de devenir désormais objets de contemplation esthétique dans nos musées.

On est pourtant loin, dans toute cette imagerie, de ce qu'est la réalité du vodu, à savoir *celle d'un vaste champ de croyances et de pratiques, d'une grande complexité et qui s'est élaboré au fil de l'histoire ; ensemble partagé par plusieurs millions de personnes*, en Afrique de l'Ouest son berceau, mais aussi en Amérique de nord et du sud, comme aux Caraïbes. Suite à la traite des esclaves, il devint ainsi Vaudou à Haïti, Candomblé au Brésil, Santeria à Cuba.

Il constitua, à l'origine, le fondement culturel des peuples qui sont issus par migrations successives de Tado au Togo, les *ADJA* (Fon, Goun, Ewé et dans une certaine mesure les Yoruba), peuples qui constituent un élément important au sud des États du Golfe du Bénin (Bénin, Togo, Ghana, Nigeria).

Le terme vodun lui-même, outre diverses orthographes possibles (vaudou, vodu, vodun) qui dénotent le flottement du sens, peut connoter à la fois, le système entier des croyances et pratiques, *le vodun,* ou encore une entité, *un vodun*, qui incarne l'idée qu'on peut se faire de forces de la nature ou d'un ancêtre fondateur ; voire enfin, sa matérialisation, monticules, statues, qu'on peut rencontrer dans des lieux précis, à la croisée des chemins ou dans des habitations.

Le sens du mot reste source de débat : soit la traduction la plus répandue dans divers dictionnaires, "*dieux ou déités*" mais qui ne facilite pas vraiment la compréhension, en raison du sens habituel que leur donnent notre culture et nos religions. Le Fon décline un sens : "*ce qu'on ne peut comprendre ou élucider*" rejoignant ainsi l'Ewé evo edu "*le pays inconnu, le monde des invisibles*" ; enfin un sens plus philosophique "vo-bo dun" *le fonds du bassin où l'on peut puiser la sérénité.*

On est en présence d'un ensemble relevant à la fois d'une religion, d'une sagesse comportant une véritable éthique de l'existence harmonieuse ; d'un art divinatoire (géomancie) le FA, de pratiques thérapeutiques avec toute une pharmacopée ; sans compter la survenue "d'états limites" comme les transes et possessions.

Il y aurait bien un Etre Suprême "fondateur" *Ma Wu (*Olorun chez les Yorubas) mais dont la traduction signifie *"ce que personne ne peut atteindre"*, soit *l'Inconnaissable et l'Incommensurable.* Il serait à jamais inconnaissable parce que retiré ; on le louerait donc mais sans lui rendre de culte.

Il y aurait "des entités intermédiaires", qui émaneraient de lui les *Vodun* (ou Orishas chez les Yorubas) mais qui ne sont pas vraiment des dieux, au sens du polythéisme grec par exemple ; *mais plutôt des forces naturelles ou des ancêtres divinisés.* Les vodun ont été organisés officiellement en panthéon commode par la cour d'Abomey (sorte de culte "d'état" à côté des vodun familiaux et individuels), selon trois axes, céleste, terrestre et enfin le tonnerre et la mer. Ils sont innombrables ; il en existerait près de 400. Certains sont inter-ethniques, d'autres rattachés aux phratries et enfin aux particuliers.

Les grands vodun seraient ainsi : Mawu-Lisa (couple fondateur), Toxwio- Agasu (la panthère) ; *Hèbioso ou Shango* (la foudre), *Sakpata* (la terre et la variole); s'y ajouteraient les morts qui font retour (*Egungun*). Seraient essentiels, les "transversaux" comme *Legba*, l'intermédiaire par excellence à qui on rend le premier culte, *Fa* la divination, *Dan* le serpent arc-en-ciel ou *Gu* vodun du fer.

Existerait un savoir réservé à des initiés et donc, une pédagogie dispensée dans des "couvents".

On découvrirait sur les chemins, dans les cours, sur les autels, un monde d'objets, comme les *bocio* mais qui n'ont aucun pouvoir si on les isole des paroles et des récits mythiques qui en sont l'animation.

Le grand photographe et anthropologue *Pierre Fatumbi Verger*, lui-même initié, a avancé une idée intéressante dans sa simplicité : *il s'agirait, dans le vodu, d'un pacte d'alliance et d'interdépendance entre un homme ou un groupe et "une force de la nature" que les soins des premiers fixent en un endroit déterminé.* Cette force (*Ashè*) serait ainsi assagie et domestiquée, suite à sa fixation dans des pierres ou objets, quoique ceux-ci restent de simples supports. *l'Ashè* reste à jamais immatériel, quoique saisissable seulement dans ses matérialisations.

En ce sens, *le cosmos vaudou et africain par-delà, apparaîtrait comme un ensemble de forces, d'énergies que l'on peut capter, diriger, exploiter ou neutraliser.* Ces forces résident dans la nature, fleuves, mer, forêts, s'incarnent sous diverses formes dans des plantes, des animaux (les serpents) ; des ancêtres qui ont su les intégrer et devenus vodun en font profiter leurs descendants ; elles se matérialisent dans des rêves ou dans les signes divinatoires, habitent des bois sacrés ou possèdent un initié en le "chevauchant".

Un souffle, sorte de respiration cosmique (esprit ou âme ont ce sens primitif), générerait et régénérerait perpétuellement la nature dans un temps cyclique produisant des évènements à partir de potentialités inscrites dans le monde mythique de l'origine.

Ainsi la nature fait apparaître les possibilités dont elle est grosse pour les faire disparaître en les désagrégeant. Le monde (tout vivant et toutes sociétés), apparaît pris dans une oscillation permanente, entre stabilité et instabilité, ordre (les astres, le village) et désordre (la foudre, la brousse, la maladie). Après un chaos quelconque, le monde resurgit, régénéré et ordonné de nouveau, ayant retrouvé son point d'équilibre, *sa santé.*

Si l'on veut alors dépasser la simple apparence du culte vers le fondement, on se trouve avec le vodou devant *une pédagogie de l'existence conduisant vers l'harmonie avec l'extérieur mais aussi intérieure que justement le culte mettrait en œuvre en la symbolisant, en lui donnant un langage partagé, celui des esprits, vaudou ou ancêtres.* Les principaux vaudous seraient ainsi des *universaux*, des grands principes guidant l'existence. Fa symboliserait l'invitation à dépasser les apparences en lisant les signes ; Legba, l'unité de l'existence dans la multiplicité des voies ; Gu, l'énergie maîtrisée.

Les Ewé, par exemple, classent tout en termes de contraires, chaleur et fraîcheur. La fraîcheur est associée à l'ordre du cosmos organisé ; la chaleur associée, elle, à l'anarchie. On retrouve cette idée dans l'organisation des jardins et du village opposée à la brousse. *"Mettre le pied dans la brousse"*, c'est rencontrer des sources d'énergies dangereuses. Cette analyse resurgit à propos de la cueillette et de la chasse ; elle repose sur l'idée que, l'intervention humaine perturbant un ordre supérieur incarné dans la nature, il faut, de quelque manière, rétablir l'équilibre initial. La démarche de don et contre-don destinée à apaiser les puissances locales traduit explicitement une précaution majeure : éviter de générer un désordre aux conséquences néfastes.

C'est dans cette conception énergétique, qu'il faut situer la maladie.

Celle-ci est toujours le constat d'un désordre qui n'est pas seulement organique. Ce désordre renvoie à un invisible (vaudu, esprits, génies, sorciers) et, dans tous les cas, à une démesure résidant quelque part ; ainsi la violence humaine pouvant perturber l'ordre social ou familial et que traduit la sorcellerie, ou les phénomènes de possession/dépossession.

L'explicitation de cet invisible se fait par la divination, la lecture de signes de la compétence du devin, du voyant. Les signes résident dans des substances comme les noix de palme, les cauris mais aussi dans les transes de possession où l'invisible se manifeste. *Le trouble reçoit donc un sens.* Le devin ou guérisseur va alors mettre en œuvre des "*opérateurs thérapeutiques*" (Tobie Nathan), dispositifs de rétablissement de l'équilibre, *soit la divination, les plantes, la transe, les fétiches.*

La divination Fa

A la fois oracle et voie initiatique vers la sagesse, Fa, qu'on traduit parfois par destin, symbolise la sérénité face à la réalité. Il fournit aux hommes un langage qui permet de communiquer avec l'ailleurs et d'interpréter le destin. Fa symbolise ce qui manque communément à chacun, la mémoire du passé, les causes du désordre.

La divination fournit ainsi aux hommes un moyen de communiquer avec l'invisible. On consulte l'oracle avant de prendre toute décision importante devant un évènement malheureux (maladie, stérilité) ou heureux (naissance). Le devin "*bokonon*" procède par jets de cauris ou de noix de palme, lit et interprète les signes selon un code préétabli.

Ce qu'un consultant cherche avant tout à savoir auprès d'un devin c'est tout ce qui a pouvoir d'intervenir dans la genèse des événements (les êtres invisibles, les ancêtres, les sorciers) et d'en modifier le cours. Il se préoccupera par la suite d'agir par la prière, les sacrifices, par des actes de magie pour arrêter le malheur ou retourner la situation à son avantage.

On se tromperait sur Fa, comme sur tout oracle, si on pensait qu'il va indiquer impérativement ce qu'on doit faire. A l'instar de la Pythi e de Delphes, Fa ne dit pas mais "*signifie*", c'est-à-dire qu'il propose seulement des voies pour résoudre une situation et les sens possibles de celle-ci. Aux hommes de l'interpréter correctement et de décider ce qu'ils feront. Chacun a son propre Fa.

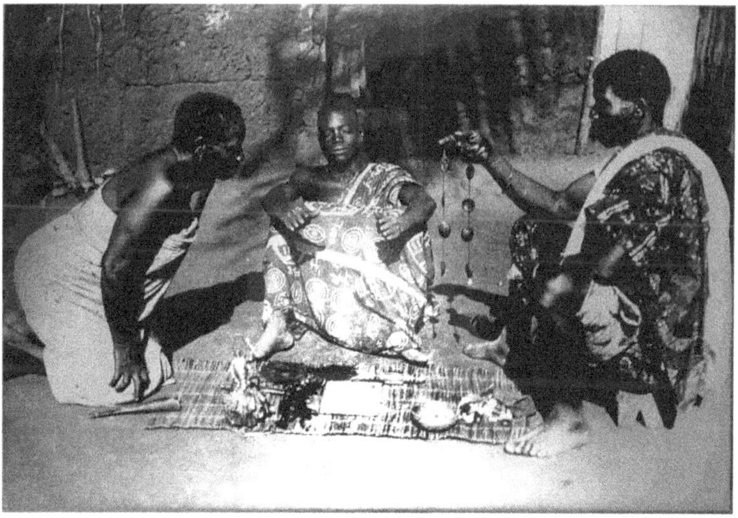

Bokonon officiant dans une séance de divination Fa. © Société des Missions Africaines Lyon

La transe et la possession.

On est ici dans les symptômes de "dépossession de soi" que nous appelons folie et que nous traitons en termes de psychiatrie, ce qui aboutit le plus souvent à l'isolement du patient. *Michel Foucault* a montré la naissance du *Grand Enfermement* au 17ème siècle, où la monarchie absolue naissante a ainsi voulu régler le sort de tous ses marginaux.

Or les sociétés traditionnelles ont une thérapeutique paradoxale. Claude Lévi-Strauss classe avec humour les sociétés entre celles qui "vomissent" l'altérité ou la marginalité, les repoussent, et celles qui, au contraire, "l'ingèrent". Ainsi, *au lieu d'exclure le "possédé", elles provoquent la possession, dans des cérémonies collectives où le rythme et la musique jouent un grand rôle.* Quelqu'un entre en transe, état de grande exaltation convulsive, ou au contraire de prostration, et on interprète le phénomène par l'intervention d'un invisible, vodun qui s'emparerait de l'autre en le "chevauchant comme s'il s'agissait de sa monture". La crise est donc considérée comme normale puisque comprise comme l'intervention d'un "esprit". L'identification de celui-ci apaise le malade qui promet de devenir un "bon cheval" en revêtant les attributs du vodun : il participera désormais aux cérémonies concernant celui-ci.

On pourrait dire ainsi que le malade est convié *à mettre en spectacle* et donc à communiquer publiquement ce qui est son désordre intérieur. Il aura encore des crises, mais dont il comprendra désormais le sens, et sur lesquelles il pourra agir par des offrandes par exemple.

Dans cette perspective, l'individu malade est un théâtre où vont s'exprimer les conflits de la culture ; la maladie ne sera pas une réalité isolée à côté d'autres, un drame à porter dans une solitude intérieure, comme il peut en être dans le monde occidental moderne. Ce qui est frappant chez les vodouisants, c'est qu'ils ne voient pas de difficultés à attribuer la même maladie, à la fois à des causes naturelles physiques et à des causes extérieures, comme l'action de puissances invisibles que sont les esprits.

Il y a une syntaxe et une sémantique de la possession ; il y a une logique de la transe qui est une logique du corps. Il serait par exemple de très mauvais goût de tomber en extase en dehors du moment prévu sans tenir compte des règles qui ont été fixées et dont on attend que vous les respectiez.

Le système de pensée vodun fournit ainsi, par la transe et la possession, un ensemble de représentations collectives, un langage qui lui permet de mouler la crise à l'intérieur de cadres liturgiques acceptables par tous. Il n'y a donc aucune raison de considérer les possédés vodouisants comme des malades et d'utiliser la psychiatrie pour les comprendre. Nous sommes seulement en *présence d'un système collectif-symbolique, où le groupe social et la tradition mythique ancestrale sont déterminants* et le sont si bien que l'individu possédé n'est jamais livré à lui-même ; la société contrôle et régit l'apparition des troubles.

Roger Bastide pour les religions africaines au Brésil, Michel Leiris pour les Éthiopiens de Gondar, Jean Rouch pour les Songhai, ont pensé que la possession par les esprits pouvait être considérée *comme un drame liturgique, comme un théâtre vivant,* où des rôles, des modèles de comportement sont offerts et épousés. On est, écrit Michel Leiris devant un *"moment privilégié de la société où c'est la vie collective elle-même qui prend forme de théâtre"*.

Les plantes

En cherchant à savoir comment guérir un malade, un tradipraticien ne manquera jamais de poser la question : "*faut-il faire quelque chose avec des ama* ?", c'est à dire avec des plantes soigneusement recueillies et devant être préparées rituellement.

Dans son rapport aux plantes, l'individu joue sur des échanges thermiques, suivant les principes cosmiques précédents. Les préoccupations d'ordre social ou individuelles, passent par la recherche constante d'un équilibre énergétique. *Le malheur est conçu comme un avertissement.* Un vodun préviendrait ainsi quelqu'un d'une négligence à son endroit, ou bien la communauté de l'apparition d'une menace contre son intégrité, à travers le mal qui affecte l'un de ses membres. *Le désordre implicite se manifesterait ainsi par une énergie sauvage et agressive, un "feu magique".* L'homme lui-même, étant un équilibre, une unité instable dans la multiplicité, la maladie est en gros une attaque de ce feu magique affectant le principe vital et fragilisant l'"âme" par un déséquilibre entre "l'esprit de vie" et "l'esprit de mort" au profit de ce dernier.

Le processus curatif suit alors un protocole immuable : après avoir déterminé l'origine de l'attaque, par la consultation du devin, on procède selon deux directions : *l'une cherche à éteindre le feu magique dans le corps du patient et l'autre à apaiser l'esprit dans le but de l'éloigner.*

On distingue ainsi deux pharmacopées les plantes dites "fraîches" au contact doux, manifestent des propriétés sédatives (par exemple les plantes aquatiques) ; elles sont synonymes de paix et de bien-être, sources de la fortune, du bonheur, de la gloire, de la chance. A l'inverse, celles dites "chaudes" ont des effets urticants ou fébricitants (par exemple les épineux) et sont synonymes de conflits, de maladies, de misère.

On emploie alors des ablutions à base de plantes froides pour "rafraîchir le corps" ou bien le "guérisseur" procède à des aspersions de décoctions de plantes chaudes, préalablement déchiquetées (parfois nouées), dans le souci d'affirmer la victoire sur le désordre et afin d'entrer en communication avec l'entité invisible. Au cours de la cure (elle peut s'étaler sur plusieurs jours, parfois quelques semaines), des sacrifices ne sont pas rares, si la puissance impliquée est un vodun.

Les objets :

En dehors de l'initiation et des lieux du rituel, la rencontre avec *le vodun est aussi celle d'un monde d'objets de forte présence visuelle et matérielle que nous continuons à nommer fétiches.* On tend à utiliser désormais d'autres termes, comme "*objets-forts*", *Dieu-Objet* (Marc Augé) ou *Chose-Dieu* (René Bazin).

Ce qui importe c'est de comprendre que l'objet nommé fétiche n'est justement pas une idole (Idolon: image d'une divinité) et qu'on ne l'adore pas en tant que tel. Sa partie essentielle reste cachée et n'est qu'un magma d'ingrédients pouvant difficilement être considéré comme un objet. Il s'agit là d'une chose mystérieuse, n'ayant aucune prétention figurative, même dans les cas où plusieurs éléments présentant une forme intelligible, y sont inclus. *Un fétiche ne représente rien : il est une Présence.*

Comme avec les mascarades, on est dans le registre de l'apparition, de la présence dans le visible d'une puissance de l'ordre de l'invisible. Un vodun est présent par son Double (un Legba, monticule de terre par exemple) et constitue une *"Effigie De L'entre-deux"* (j'emprunte le concept à Monique Borie dans son étude du "double" théâtral chez Artaud). On pourrait lui appliquer aussi la définition que W. Benjamin donne de *"l'aura"* d'une œuvre d'art, d'ailleurs d'origine cultuelle selon lui : "*apparition unique d'un lointain, si proche-soit-il pour nous*". Cette "présentification" matérielle de l'invisible est assurée par des rituels qui visent à l'installer, le fixer dans l'objet. La prière, le sacrifice animal, les libations jouent un rôle central dans ce processus, mais aussi les ingrédients matériels dont est fait l'objet ou des éléments figuratifs habituellement dévolus à tel vodun.

On les trouve installés à demeure dans des enceintes réservées ou dans des cours d'habitation, parfois à l'air libre, parfois sous abri, parfois dans des cases fermées à clef. Ce qui s'en laisse voir n'en est jamais que le signalement extérieur, souvent réduit à sa plus simple expression. Il peut s'agir d'un contenant soigneusement fermé et parfois même emballé (calebasse, poterie, cuvette), déposé sur une estrade ou une étagère ou monté sur un piquet fourchu. Cependant il s'agit le plus souvent d'un cône de terre battue élevé dans une bassine ou à même le sol, souvent de nos jours enduit de ciment. Il manifeste certains attributs permettant de le reconnaitre. Il lui arrive d'être rendu grossièrement figuratif d'une tête ou d'une silhouette humaine. L'essentiel du vodun est toujours enfoui à sa base ou dans sa masse et consiste en ingrédients, pour la plupart végétaux, déposés au fond d'un pot ou enveloppés dans quelque chose. On parle alors de "*charge*".

L'objet vodun a une étymologie intéressante : *VO* renverrait à l'idée d'une sorte de "trouée", d'une enclave aménagée dans le lieu clos habituel, un passage vers l'invisible ou l'au-delà (les âmes des ancêtres, les esprits de la nature). *Par cette ouverture vers l'invisible (il n'y a pas de transcendance et un "trou noir" est simplement invisible quoique naturel), l'homme pourrait ainsi modifier les déterminations naturelles de son existence.*

D'autre part, Les Fon et Ewe sculptent dans le bois des *BOCIO*, à l'aspect souvent rudimentaire et brutal hérissés à la surface d'une multitude d'éléments cordes, taquets, ossements, cadenas, perles, ou divers métaux. Ce sont des pièces que le sculpteur ou le forgeron fabrique sur commande, suite souvent à un oracle divinatoire ; simples objets, s'ils ne reçoivent pas leur "charge magique" par adjonction d'ingrédients, rites, mythes et paroles.

Le mot bocio en langue fon vient de "*cio*" le cadavre et de "*bo*", qu'on traduit par "charme" ou encore "médecine". *Le bocio est donc un charme qui détourne des cadavres et donc de la mort (il comporte ainsi des ingrédients thérapeutiques).* Il redevient un simple objet sculpté (un cadavre) quand le charme a disparu. Un autre sens du mot renvoie au ficus dont l'écorce est utilisée pour la fabrique de cordelettes (bo-k'a). *L'action du bocio serait aussi de lier, nouer, capturer la puissance, le souffle vital pour résoudre une situation (conjurer une attaque de sorcellerie par exemple).*

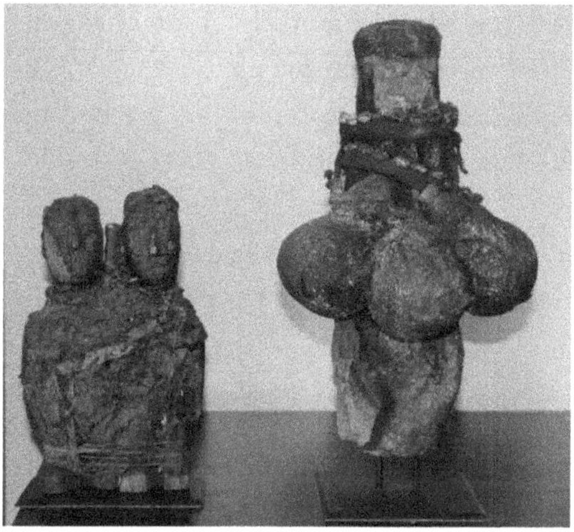

Deux bocio. Coll. de l'auteur
© Y Etiembre

On attend donc des objets bo des résultats ponctuels immédiats, précis et éventuellement agressifs. On s'en sert pour éviter le mauvais sort, se protéger des maladies, repousser de mauvais esprits, sortir vainqueur d'une querelle. On s'en sert également obtenir la faveur d'une femme ou de son patron, s'attirer des clients, humilier un rival, blesser ou faire périr un ennemi.

En conclusion, chacun de nous est dans l'existence confronté à l'altérité ; celle d'évènements naturels ou sociaux qui prennent le visage du malheur et du scandale de l'incompréhension. Sciences, religions, philosophie, morales, systèmes politiques ou sociaux sont des logiques symboliques qui donnent du sens à notre vie et permettent d'agir. Il reste pourtant des cas où l'accumulation dans un même temps d'infortunes diverses, les rendent impuissants et prennent le visage tragique du destin. *L'originalité du système vodun, c'est de postuler que le monde est une totalité harmonieuse qu'on peut rétablir lorsqu'elle est perturbée (l'échec, la maladie, la mort), grâce à un ensemble de mythes, de rites, de pratiques thérapeutiques.*

Pour ce faire, il relie le monde d'ici-bas à un autre monde peuplé d'ancêtres, d'entités diverses, *mais qui condensent surtout les énergies, les souffles vitaux capables d'intervenir dans la vie des gens.* La pensée africaine, comme celle des Aborigènes australiens, des Amérindiens ou des Inuit, délègue justement à certains êtres "aux regards perçants" (qu'il soit chaman, devin "clairvoyant", bokonon, ou prêtre vodun), la faculté de lire les traces, les signes invisibles à chacun et d'orienter ou de débloquer une situation par leur capacité, comme *passeur de sens*, à se situer dans l'entre-deux.

Lire les traces, c'est à quoi invite le poète sénégalais *Birago Diop* dans *SOUFFLES*, pour y retrouver ce que nous dit la nature.

"Ecoute plus souvent
Les Choses que les Etres
La Voix du Feu s'entend,
Entends la Voix de l'Eau.
Ecoute dans le Vent
Le Buisson en sanglots,
C'est le Souffle des Ancêtres. "

"Il redit chaque jour le Pacte,
Le grand Pacte qui lie,
Qui lie à la Loi notre Sort,
Aux Actes des Souffles plus forts…
Le lourd Pacte qui nous lie à la Vie.

Sources

- *P. Aclinou Le Vodoun : leçons de Choses, leçon de vie. Ed L'Harmattan Paris*
- *A. Beffay-Degila Le Champ du sacré au Bénin. Pensée animiste, pensée vodun. Ed L'Harmattan Paris*
- *B. Maupoil Géomancie à l'ancienne côte des esclaves, Institut d'Ethnologie, Paris, 1943 ; 2e éd. 1961*
- *T. Nathan, I. Stengers Médecins et Sorciers. Ed La Découverte Paris 2012*
- *T. Nathan L'influence qui guérit. Ed Odile Jacob .Paris 2001.*
- *A. de Surgy Nature et fonction des fétiches en Afrique noire - Le cas du Sud-Togo. L'Harmattan*
- *I. de La Torre Le Vodu En Afrique de L'ouest. Rites et traditions. Ed L'Harmattan Paris*
- *P. Verger Notes sur le culte des Orișa et Vodun, I.F.A.N., Dakar, 1957*
- *Vodun Recueil de textes, in Présence africaine, Paris-Dakar, 1993.*

Etude

Maladie et guérison dans la société traditionnelle centrafricaine

Pierre Saulnier

Cette analyse des représentations de l'origine de la maladie et des processus de guérison s'est déroulée pour l'essentiel entre 1980 et 1994, lorsque j'étais au Centre pastoral de Bangui en République Centrafricaine (RCA). Ce texte condensé reprend les points les plus marquants du mémoire rédigé à l'époque, issu de mon expérience personnelle et de divers travaux ethnographiques des années 1960-1970 en RCA. Il s'agissait alors d'une première publication, pour tenter d'analyser la complexité de la maladie et de la guérison des sociétés centrafricaines. Il est important de marquer la différence entre la conception occidentale et la conception africaine de l'approche de la maladie, du soignant et de soins, en partant des termes mêmes des langues africaines ; ils révèlent une autre vision du monde visible et invisible, de la société et des rapports sociaux que la nôtre.

Représentation de la maladie et de la guérison en RCA

L'origine de la maladie

Quand on parle de maladie en occident on pense soit aux maladies du corps, soit aux maladies mentales redevables chacune d'une thérapeutique appropriée. Quand on parle de maladie en Afrique, il faut distinguer entre le normal et l'anormal. D'abord ce qui est *normal,* même si cela est grave : il arrive à tout le monde d'être malade et... même de mourir. L'expression "*téré ti mbi aso*" (mon corps me fait mal) renverrait à des maladies nées de troubles somatiques, dont le point commun est que leur cause première est pratiquement toujours connue et de l'ordre du familier. Par ailleurs, il y a ce qui est *anormal* ou plutôt ce dont on n'arrive pas à cerner les contours ni à les inscrire dans le domaine du connu, dont les causes sont cachées ou nous dépassent au premier abord.

Elargissons le champ de la réflexion sur la maladie somatique ou mentale. Si nous suivons C. Haxaire, il faudrait opposer "*kobela*"[126] à l'expression "*téré ti mbi aso*" (mon corps me fait souffrir). "*Kobela*" renverrait alors à une autre dimension de la maladie et plus que de maladie il faudrait parler alors en français de mal, de malheur, de malchance, encore que tout mal ou malheur ne soit pas maladie. Les possessions par "Mami wata"[127], que nous analyserons plus loin sont ainsi dites en sango *"kobela ti mami wata"*. Ce peut être aussi une série de malheurs : un décès, suivi d'un accident, puis d'une maladie : pourquoi une telle série ? Ce n'est pas normal. En définitive, quand est-on malade selon le critère africain ? On est malade quand on n'est pas bien ; quand on n'est pas bien dans sa peau ; d'où l'aspect subjectif du problème. Les sensations de mal-être varient culturellement et individuellement. Le caractère significatif n'est pas tant la gravité que le caractère anormal indéterminé, caché de la maladie, du malheur … et de ses causes.

Le *kodoro* (le village)

Une maladie, un malheur peuvent trouver leur origine dans les perturbations des relations familiales. Il est donc nécessaire de définir ce terme de "*kodoro*" et de préciser le fondement des relations qui existent entre membres d'une même famille, avant de présenter quelques exemples. Le terme de *kodoro* a un triple aspect :

- C'est l'espace physique géographique qui nous porte et nous supporte, où l'on habite. Cet espace physique socialisé par la présence d'un groupe de personnes qui y résident s'oppose à la brousse, l'inconnu, l'au-delà de cet espace qu'on peut appeler le "village". Entre les deux, entre le village et la brousse, va se situer l'espace mis en valeur par les cultures.

---

126 En langue sango (prédominante en RCA). Les termes équivalents dans les autres langues (manza, gbaya, banda, langba) sont parfois précisés dans ce travail.

127 Mami wata ou mamiwata est une divinité aquatique : ce nom est formé de deux mots anglais /mère/eau/.

- Le *kodoro* c'est ensuite l'espace sociologique de tous ceux qui vivent ensemble, unis par la parenté de sang ou d'alliance ou par le voisinage. Le *kodoro* signifie alors la communauté villageoise (ou de quartier).

- Le *kodoro* c'est enfin l'espace religieux de tous ceux qui nous ont précédés dans cet endroit, sur cet espace défini de "village" et qui sont enterrés là. Dans bien des endroits on enterrait les morts à l'intérieur même de la concession familiale et non dans un cimetière à l'extérieur de l'espace socialisé. Ceux qui reposaient à l'extérieur étaient décédés d'une maladie infâmante.

En définitive, ces trois aspects n'en font qu'un. Le *kodoro* est une communauté de vivants et de défunts toujours présents dans la vie du village, communauté dans laquelle s'insère chaque individu, de façon vitale.

Quelques proverbes traduits de la langue sango nous aideront à saisir les relations qui existent entre membres d'une même famille, d'une même communauté Ces proverbes tirent leurs images de parties du corps humain ou animal :

- *Le cou ne peut pas dépasser la tête.*
- *On ne refuse pas son nez avec la morve.*
- *C'est le derrière même du singe qui le trahit.*

Ces proverbes s'appliquent soit à une personne seule soit mettent en relation deux personnes d'un même groupe. Dans ces proverbes il y a plus qu'une simple analogie dans l'emploi des images. Si personnellement telle partie de mon corps fait partie intégrante de moi-même, est moi-même, il en va de même au niveau social car au sein d'une famille tous les membres sont étroitement liés les uns aux autres à la façon des parties du corps humain. Aussi, toucher à un membre du groupe affecte les autres membres du groupe. Devant un étranger, personne ne pourra s'accuser ou accuser un membre de sa famille, ce qui revient au même. Protéger un membre du groupe revient à se protéger soi-même. On comprend alors que lorsque tous les membres d'un groupe sont ainsi liés vitalement entre eux, la mauvaise conduite de l'un peut être à l'origine d'une maladie, d'un malheur d'un autre.

Beaucoup de maladies, de malheurs, peuvent être attribués au *kodoro* sans qu'il soit possible d'accuser directement telle ou telle personne d'être la cause de la maladie.

Quelques exemples :
Une jeune femme est stérile alors qu'elle s'est mariée contre le gré de sa tante qui l'a élevée. Ce n'est pas la femme stérile qui est la cause directe de sa stérilité ; ce n'est pas non plus une éventuelle malédiction de la tante ; mais c'est plutôt la relation entre ces deux personnes qui est "troublée", "détériorée" ce qui entraîne sans doute la stérilité temporaire ; ou tout au moins c'est ce discours sous-jacent qui est tenu puisque cette femme stérile retourne chez sa tante dans le but d'une réconciliation.

Un autre exemple fort courant : un étudiant devient fou parce qu'il ne réussit plus dans ses études ; il ne peut plus alors répondre à l'attente de sa famille qui l'avait aidé et mis sa confiance en lui.

Chez les Nzakara, la stérilité ou la non-fécondité passagère est vécue encore comme une perturbation entre les vivants et les ancêtres. "*Une telle naissance après dix-sept ans de stérilité est-elle due aux médicaments que son corps a absorbés ? Ou à la réconciliation des ancêtres apaisés par tant de fidélité à leur égard ?*" (A. Retel-Laurentin).

Chez les Banda une faute familiale grave, l'inceste par exemple, peut entraîner la lèpre (W. Eggen). Ailleurs, l'inceste peut causer la mort (P. Saulnier).

La maladie a ainsi une dimension familiale ; elle peut être la conséquence d'un déséquilibre grave dans le système des relations familiales, une harmonie perturbée (E. de Rosny), lorsqu'il y a mésentente entre les membres d'une même famille ou négligence grave envers certains. Négliger des rites, manger des aliments interdits peut encore amener une perturbation des relations et donc une maladie à dimension psychosociale. Plus encore, une malédiction peut entraîner un malheur, un échec ou la mort. Dans tous ces cas, même si la maladie est traitée et soignée efficacement à l'hôpital par la médecine conventionnelle, il faudra aussi que l'ordre social soit rétabli par des sacrifices.

Les Tiers

Le "*likundu*" (la sorcellerie)

Phénomène traditionnel, le li*kundu* est toujours actuel[128]. *Likundu* est le terme *sango* ; mais il existe des noms dans les autres langues centrafricaines, par exemple "*doa*" en *manza* et "*dowa*" en *gbaya-kara*. Il existe deux sortes de sorcellerie, la sorcellerie innée et la sorcellerie acquise.

La **sorcellerie innée** ou organique, requiert la présence d'un organe, une poche abdominale héréditaire et constitutive d'une lignée ; mais les membres d'un lignage ne l'ont pas tous et ceux qui l'ont ne le savent pas toujours car cela agit parfois à l'insu du sujet. Ce *likundu* est défini comme "un polype abdominal dont la force spirituelle permet d'accomplir de grandes actions, bonnes ou mauvaises"[129] ; lorsqu'il veut nuire à une personne, cet organe *likundu* s'échappe de l'intérieur du corps. Comme la transmission de ce *likundu* inné est souvent congénitale et héréditaire, de père à fils et de mère à fille, une accusation de sorcellerie est grave : accuser quelqu'un de sorcellerie c'est accuser ses parents ou ses enfants, ses frères ou sœurs d'être également des sorciers.

A l'intérieur d'un village, tout le monde s'observe ; on note et on retient les faits et gestes de chacun ; si un jour un malheur survient, on peut alors l'attribuer à l'attitude, aux paroles, à un geste d'une personne quelques mois

---

128 Nous avons entendu le terme même de "*likundu*" dans la bouche de chanteurs à l'époque moderne…

129 Anne Retel-Laurentin, 1974, p. 162

ou années auparavant. Une accusation de sorcellerie, quand un malheur arrive, est ainsi basée sur l'attitude de la personne visée ; elle n'est pas gratuite. Cette action sorcière peut être inconsciente de la part de son auteur qui ne s'en rend pas compte ; et lorsque le voyant (*nganga*) le découvre il peut en transférer ce pouvoir vers un travail de force utile comme cultiver un grand champ mais alors sous son contrôle et celui de la communauté.

Pour se livrer à ces méfaits, l'organe *likundu* quitte le corps de celui qui le possède ; cela se passe la nuit. Il quitte le corps sous une apparence humaine qui ressemble à la personne sorcière ; seul le *nganga* peut le voir sous cette apparence. Le corps de son côté reste en place mais comme vide. L'action du *likundu* est décrite en terme de "dévoration" ; on dira : *il mange l'homme, il boit son sang, il mange le corps de l'homme, le sorcier suce la force psychique* de sa victime et notamment des parents d'alliance. Lorsqu'un sorcier mange ainsi le cœur de l'homme, ce dernier tombe malade et il faut arrêter cette action avant qu'il n'ait fini de le dévorer, avant la mort de sa victime.

La **sorcellerie acquise,** cette deuxième forme de sorcellerie, est une émanation de l'homme sans substrat organique. Elle devient sorcellerie grâce à un entraînement ou une alliance avec les forces invisibles, naturelles ou surnaturelles. Si un homme, par exemple, est tué par un buffle, les Zandé admettent que la jalousie d'un tiers a pu rencontrer la force de vie du buffle et le diriger contre la victime réalisant un acte de sorcellerie par envoutement (A. Retel-Laurentin).

Sans vouloir ni pouvoir régler ce problème, il est intéressant de considérer la fonction sociale de la sorcellerie. Par la peur qu'une telle accusation engendre, cette croyance tente à réduire des comportements aberrants dans une société dont un des axes est la solidarité entre ses membres, opposée à l'individualisme. Un comportement aberrant réside précisément dans le refus de s'intégrer au groupe ou d'avoir une ambition personnelle démesurée. Cette croyance aboutit aussi à renforcer le bon voisinage. Si on ne provoque pas sa colère, un sorcier peut agir en bon citoyen et en aimable compagnon sa vie durant. Pourtant il reste potentiellement dangereux. Néanmoins l'accusation de sorcellerie est grave car la personne accusée peut être mise au ban de la société et même trouver la mort. De même celui qui accuse n'est pas non plus à l'abri de tout soupçon, si l'accusation se révélait non fondée.

Les accusations de sorcellerie jaillissent quand un groupe s'estime lésé par rapport à un autre. A la suite de ce que nous venons de dire, on pourrait penser que c'est toujours le pauvre qui porte une accusation de 'sorcellerie' contre le riche, contre celui qui réussit. Or ce n'est pas toujours le cas. Au cours d'une réunion à Bosangoa, un intervenant déclarait : '*ce n'est pas toujours le pauvre bougre qui a de mauvaises terres, dont les champs sont mal cultivés, dont les récoltes sont maigres, qui porte une accusation de sorcellerie, mais bien ceux qui possèdent, qui ont peur pour leur bien.* A. Retel-Laurentin (1969, p. 26-27), après avoir étudié des témoignages écrits des années 1900, note qu'à cette époque les actions malfaisantes étaient presque toujours attribuées à des sorciers, et les sorciers étaient des esclaves ou des étrangers. Sur ce sujet et celui de l'ordalie, elle continue en disant "*Les chefs et les fils des chefs ne passent jamais en jugement et peuvent se livrer à tous les actes arbitraires sur la personne de leurs sujets*". Il est vrai que l'on se trouve chez les Zandé-Nzakara, dans des sociétés organisées en chefferies appelées sultanats.

Urukuzu est une forme de sorcellerie acquise. Ce mot banda signifie souffler (*uru*) et mort (*kuzu*). Pour devenir *urukuzu* on prend des "*yoro*" à basc de plantes. A l'inverse, il existe des plantes anti-*urukuzu*. C'est l'esprit (*kolikongbo*) qui est le guide de l'informateur *urukuzu*. Voici un exemple rapporté par un *nganga* (voyant) de Bangui (Boy-Rabe). *Un policier est pris par urukuzu, on l'a amené ici ; il ne parlait plus ; il criait seulement comme un animal. Je lui ai mis des médicaments dans les yeux ; il a dit que c'était un de ses camarades policiers "qui l'a pris". Celui-ci, interrogé a avoué : alors que j'étais en province, ma femme est restée à Bangui et m'a trompé avec cet homme. Depuis 1971 je lui gardais rancune, je me suis mis en colère et je l'ai "pris"*. La puissance de *urukuzu* est due à l'esprit *kolikongbo* : c'est grâce à lui que *urukuzu* saura que telle personne garde rancune. Il fait alors tomber malade la victime et revient avertir *urukuzu* qui accomplit le reste du travail.

Les symptômes de la prise par *urukuzu* sont les suivants : au début on souffre de maux de tête, de fièvre, de fatigue généralisée, de vomissements de sang ; ensuite des poils de bête apparaissent sur les bras et le malade pousse des cris de bête. Enfin deux jours après la mort de l'animal dans lequel la personne a été transformée, la personne meurt. *Urukuzu* a ainsi changé la personne en un animal pour la dévorer.

Le *yoro* (le sort)

Ce terme ***yoro*** se traduit soit par *médicament*, soit par poison, soit par *sort jeté*. Ici nous retenons ce dernier sens, quand une personne est envoutée ou attaquée par un sort qu'on lui a jeté. Cet envoutement serait une vengeance pour un mal que l'envouté aurait commis. Lorsqu'on se rend compte que l'on est ainsi pris, il faut essayer de retrouver la personne qui a envoyé ce *yoro* "pour qu'elle l'enlève", ou en trouver un autre plus efficace qui protègera. En attendant, la personne est malade, "attachée" à ce *yoro* et ne peut rien faire. Notons que cette action malfaisante trouve toute son efficacité quand on prononce le nom de la personne visée : le nom est la personne et on peut avoir prise sur elle à partir de son nom.

Le monde supranaturel

Une autre série de 'maladies' se manifeste par des 'possessions' ; la personne ne se possède plus, elle est possédée par un esprit, ou encore elle se dit 'dérangée'. Il s'agit ici des manifestations de ***Mami Wata*** et de ***Törö.***

Mami Wata est une divinité de l'eau féminine. En Centrafrique, *Mami Wata* se présente essentiellement sous deux aspects : d'abord sous la forme d'une personne humaine, homme ou femme, de couleur claire ou blanche comme un européen. Les informateurs insistent sur la beauté de cette personne. Les albinos toujours à cause de leur couleur claire sont dits enfants de *Mami Wata*. Ensuite, elle apparaît sous la forme d'un serpent qui donne "la magie", c'est-à-dire qu'il procure la bague magique qui protège et rend riche. Ce serpent vient vous visiter à la maison ; il est noir, petit ou gros. Pour se lier à une personne, le serpent monte sur son corps et se met à le lécher.

Mami Wata est lié à l'eau et surtout aux sources qui sont sa demeure. Cet esprit est mâle ou femelle. L'aspect le plus fort de la liaison entre cet esprit et un humain est le mariage, l'alliance, qui est plus le fait d'hommes que de femmes dans le but d'obtenir la "chance ", de réussir matériellement. Dans ce but, des jeunes écrivent aussi des lettres qu'ils jettent à l'eau depuis un pont ou dans une source.

Mais cette liaison est exigeante et une fois mariée, la personne ne peut plus conclure une autre union avec une personne humaine. Ceux qui commettent une faute contre *Mami Wata,* ceux qui ne suivent pas ses lois peuvent être dérangés plus ou moins fortement jusqu'à la "possession" ; la personne n'a plus alors le contrôle d'elle-même, elle est possédée par *Mami Wata.* Cette possession se manifeste par une fuite (fugue) dans la nature, à travers le quartier, vers une source. Le possédé affirme entendre une voix qui l'appelle et il part sans rien dire ; après la crise il ne se souvient plus de rien. Dans ces cas de possession, il y a souvent attirance vers une personne de race blanche, européenne ; et la personne dit être "dérangée" soit par une femme blanche soit par un homme blanc Combien de femmes se servent ainsi de produits pour avoir une peau plus claire ! Ceci s'oppose à la sexualité sociale tournée vers la fécondité, admise comme idéale. Dans ce sens de la fécondité, *Mami Wata* prend facilement des femmes déjà un peu âgées, mais inféondes, et aussi des adolescentes arrivant à l'âge de la puberté. Ceci se comprend facilement si l'on sait que la stérilité, surtout féminine, est vue comme le pire des malheurs et entraine moqueries, insultes ou injures : cette personne est-elle vraiment un être humain !

Le ***törö*** est l'esprit ou l'âme du défunt. Après la mort, il continue à résider à proximité des gens de sa famille et se manifeste dans les rêves. Nous ne donnerons que ce seul exemple : il s'agit d'un étudiant à l'Université, âgé de 25 ans. Il "voit" lui aussi des gens qui sont morts. Voici son histoire : il a obtenu une bourse d'étude, mais il s'en sert pour faire le commerce de bœufs. Il s'est marié et a eu deux enfants. Comme il veut que sa femme reprenne ses études, il les a confiés à des parents chez qui ils sont décédés. Depuis il est "dérangé" par les *törö*.

Le soignant

Le ***nganga***, voyant et guérisseur africain, et le médecin occidental, ne se situent pas au même plan. Après ce que nous venons de dire, ce qui est important pour le malade africain c'est de connaitre l'origine cachée de sa maladie et, lorsque cette origine est révélée, de la neutraliser. La maladie est le signe extérieur d'une perturbation des relations interpersonnelle, donc de tensions ; il ne suffit pas d'en soigner les signes, mais de remettre dans l'ordre le système de relations perturbé.

Au sommet de la hiérarchie des soignants, il y a le *nganga*, voyant et guérisseur. En ce qui concerne les affections courantes, beaucoup de personnes connaissent des médicaments à base de plantes, ou telle ou telle "médecine" qui soigne une maladie particulière. Sans être *nganga,* ils sont reconnus dans leur village ; en ville, ils auront peur de se montrer, car si le malade voit son état empirer, ou décède, on les prendra à partie. D'autres appelés "*zo ti yoro*", (homme de médicament) ont une connaissance plus approfondie des plantes, des médicaments. S'ils le veulent, ils peuvent devenir *nganga*. Il y a ainsi toute une hiérarchie dans la connaissance jusqu'au "voyant" capable de guérir une personne atteinte par "*urukuzu*[130]".

Le *nganga* tient son pouvoir de différents niveaux :

- du "*kodoro*" : son pouvoir et ses secrets lui viennent de son père. Ils peuvent aussi être acquis en rêve auprès de parents défunts. A.M. Vergiat (1970) dit : "*nous avons connu une féticheuse … qui nous a avoué que c'étaient des âmes désincarnées qui la conseillaient et lui indiquaient le traitement à appliquer aux malades venus la consulter : les mânes de son frère défunt et d'une petite fille mort-née*".

[130] Voir supra la définition de *urukuzu* (forme de sorcellerie acquise).

- De la société : on peut obtenir ce pouvoir auprès d'un autre *nganga* qui livrera son savoir-faire. Un *nganga* de Boy-Rabe affirme l'avoir obtenu à la suite d'une maladie ; il s'était fait soigner à Mbaiki auprès d'un *nganga* à qui il avait "acheté les médicaments". Un autre *nganga* (de Fou) est allé faire son apprentissage à Libenge (R.D.C.) pendant six mois. Ainsi pendant une période variable, l'apprenti reste auprès de son maître ; il y apprend à connaître plantes et remèdes magiques au cours de promenades en brousse ou de conversations privées. Il apprend aussi des chants (qui ne sont, semble-t-il, un secret pour personne). Quant aux danses, il lui suffit d'observer son maitre et ses aides (G. Sévy, p.104).

Dans sa région d'exercice, le *nganga* est bien connu de la population ; on sait son origine, son initiation ; ensuite, sa réputation est à la mesure de la qualité de ses soins. Ce n'est pas le cas en ville : un charlatan peut s'instituer "guérisseur" sans qu'on sache qui il est ni d'où il vient (E. de Rosny, 1974, p. 144).

- Des esprits de l'au-delà : la brousse et la forêt sont les lieux de résidence des esprits, des génies, des puissances mystérieuses à la fois bénéfiques et maléfiques, lieux incontrôlés mais où on acquiert la connaissance. C'est aussi le lieu de résidence des pygmées, et il semble bien que pygmées et génies se confondent. Les pygmées, premiers occupants du sol, ont des pouvoirs spéciaux. Ils connaissent le secret des plantes magiques, médicinales et toxiques et ce sont eux qui les révèlent ; ils auraient négocié auprès de leurs envahisseurs bantous leur survie contre certains de ces savoirs (A.M. Vergiat, 1970, p. 22). Mais ils garderaient des pouvoirs plus étendus que les *nganga* même en sorcellerie. A.M. Vergiat affirme que ce sont toujours des génies et autres puissances mystérieuses… qui ont éduqué les *nganga.*

Le *nganga* a deux états différents selon qu'il est ou non en brousse. De même quand il exerce son art, surtout divinatoire, il n'est plus lui-même mais en contact avec les esprits qui lui révèlent, lui ouvrent le "monde de la nuit". Chez les Banda, le Père W. Eggen relie le guérisseur (*eyi-ayo*) et l'esprit desservi par cet homme. *Ayo* désigne la plante mais en même temps la puissance médicinale de la plante et l'esprit responsable. Le guérisseur *eyi-ayo* est le "maître de la plante" donc dignitaire de cet esprit.

Une personne peut aussi être possédée par l'esprit *kolikongbo* (banda), ou *dila* (langba). Cet esprit habite dans les grottes en brousse, a une femme, des enfants, parle, se conduit comme un être humain. Il est très petit et se promène avec une besace qui renferme des plantes médicinales. Quand il enlève un individu, il l'emmène partout où il veut. Il peut le rendre muet. S'il veut s'en faire un ami, il revient le voir souvent. Il peut le rendre invisible, mais de nuit une lumière rouge dans le dos le signale. Cet esprit a un pouvoir bénéfique ou maléfique, lié à *urukuzu* (A.M. Vergiat). La personne possédée alors peut devenir un grand chasseur, un voyant-guérisseur. Un tel discours très symbolique est tenu dans bien des régions d'Afrique ; il est d'ailleurs récupéré par les fondateurs de sectes qui affirment avoir acquis leur pouvoir en brousse.

L'intronisation, la consécration du *nganga* peut faire l'objet d'une cérémonie rituelle. Il en est ainsi chez les Ngbaka pour entrer dans le groupe restreint des *wama*. Tout d'abord une épreuve permet à l'apprenti de démontrer son courage : il est attaché par terre, les mains enfouies sous un brasier pendant 2 à 3 heures ...Ensuite, a lieu l'incision de l'œil pour acquérir la "double-vue" : un grand *wama* fait une incision du blanc de l'œil ; le sang jaillit ; il recueille avec une feuille en cornet un peu d'une macération de plantes faite dans une calebasse et en presse le globe oculaire; l'autre œil est ensuite traité. La cérémonie se termine par un grand discours sur les devoirs et obligations de la charge par le grand *wama*[131]. La dernière épreuve consiste à atteindre avec des petits cailloux le fer d'une sagaie plantée la tête en l'air à 8 m. environ afin de montrer qu'ils ne sont pas des sorciers. Le *wama* fait autorité. Il apparaît comme le centre privilégié de la cohérence du groupe, le gardien de la morale et de l'ordre collectif (G. Sévy, p. 105).

---

131 Une sorte de serment d'Hippocrate : ne pas abuser du pouvoir, aider tous ceux qui s'adresseront à eux, ne pas s'adonner à la sorcellerie et ne pas soutirer d'argent.

Chez les pygmées, il y a aussi un apprentissage initiatique et une consécration (E. Motte, 1979, p. 82). Plusieurs individus d'une même classe d'âge s'initient auprès d'un maître. L'apprentissage dure plusieurs années et des examens sanctionnent les niveaux. Après une amélioration des perceptions sensorielles et surtout visuelles, ils commencent à apprendre l'art de la phytothérapie et la danse *bondo*. Ils doivent se plier à beaucoup d'interdits. Un certain nombre s'arrêtent. Quelques élus, après une séance de scarification de la cornée avec application d'un mélange à base de plantes, pourront, au début avec l'aide de plantes hallucinogènes comme le *bondo*, entrer en communication avec l'Autre Monde.

Le *nganga* se trouve mis en relation avec le prêtre parce que ce dernier est censé posséder des pouvoirs "spirituels". Nombreux sont les gens qui viennent demander une bénédiction, une prière, une intervention parce que, disent-ils, ils sont dérangés possédés par les mauvais esprits. Le prêtre est ainsi situé dans l'univers africain, en dehors et au-dessus des contingences quotidiennes. Il peut être considéré comme ayant un pouvoir de guérir, qui équivaut au pouvoir de chasser les démons. En revanche, on nous a signalé que dans certaines régions il était impossible aux prêtres d'administrer les derniers sacrements aux malades, signe (et cause ?) d'une mort imminente.

Il se trouve mis en relation également avec le médecin conventionnel parce qu'il soigne lui aussi. Le médecin et ses médicaments peuvent être emprunts aux yeux des gens d'un caractère magique ce qui élimine toute contradiction avec le *nganga* selon G. Sévy. Le médecin comble une lacune : il y a une faille dans le système du *nganga* enfermé dans sa représentation du monde, qui ne peut intégrer le monde occidental auquel sont confrontés les africains, surtout les jeunes. J Giroud (p. 30-31) raconte que des jeunes en difficulté scolaire se plaignaient de troubles fonctionnels (surmenage, maux de tête, douleurs) auprès de médecins, parfois avoir vu un *nganga* pour conjurer des mauvais sorts, contrer un sorcier. Le médecin se retrouve ainsi investi du même rôle que le guérisseur.

Les soins

Comme nous l'avons vu plus haut, le *yoro* a un aspect maléfique quand on le lance comme un sort contre quelqu'un, pour l'envouter. Dans ce paragraphe, nous le présentons sous son aspect bénéfique. Le soignant est l'homme du *yoro* (médicament) dans un sens très large : essentiellement la plante mais en même temps la puissance médicinale de la plante et l'esprit responsable de cette plante. Avant de la cueillir, en s'adressant à sa force spirituelle le guérisseur dépose quelque menu cadeau à son pied, pour lui expliquer que c'est pour le bien d'un malade. L'efficacité du *yoro* tient aussi aux paroles que le *nganga* prononcera dessus pour diriger son action : "*Un tel m'a donné de l'argent pour soigner son enfant… qu'il guérisse !*". Et il prononce le nom de la personne visée.

La plante est le lieu d'une puissance bénéfique si elle guérit ou prévient la maladie, la malchance, le malheur … Ces plantes, *yoro* sont innombrables. On trouve souvent une petite plantation près des maisons d'habitation, protégée des animaux et des enfants, contre les sorciers ou pour éloigner les mânes des ancêtres qui viennent troubler les gens dans leur sommeil (A.M. Vergiat). La plante appelée "*lingi*" est utilisée pour empêcher de boire ou de fumer. On en emploie pour passer les examens, avant d'aller au tribunal, pour ramener la chance, etc.

Le ***yoro*** peut être enfermé dans un sachet de peau cousue (*waraga*), fabriqué par le malamu ou l'utilisateur lui-même. Ce *waraga* une amulette se porte au cou ou à même la peau, il protège, rend invulnérable aux coups de fusil et de couteau, éloigne les sorciers…, fait gagner de l'argent, mais pourrait rendre fou.

Ceci est un aspect du processus de guérison. Mais s'il faut remettre dans l'ordre un système de relations perturbé ou détérioré, la cure africaine de guérison ne peut se limiter à l'administration de *yoro* (médicament); elle va comporter normalement quatre autres stades: la *consultation* (interrogatoire et divination), la *confession publique*, l'*exorcisme*, enfin le *sacrifice d'un animal*. Bien sûr, toutes ces étapes ne sont pas toujours effectives.

La divination. Le vrai *nganga* est celui qui sans interroger connaît le "cœur" de son client à l'opposé du faux *nganga* qui interroge. Le *nganga* recherche et dévoile les sorciers ou fauteurs de troubles, la source du malheur. Il intervient pour protéger et éventuellement venger son client. Mais si la cause pour laquelle on lui demande d'agir n'est pas juste, son action va revenir sur celui qui a demandé la vengeance.

Les **techniques de divination** sont multiples : certains *nganga* entrent en communication avec les esprits, lors d'une transe auprès du feu. Le *nganga* danse, s'arrête, s'assoit éventuellement et dénonce les sorciers (G. Sévy, A.M. Vergiat et information personnelle). D'autres utilisent les cauris ; dans ce cas le vrai *nganga* donne au malade des cauris (*zeke*) avec l'argent qu'il a apporté et lui demande de les prendre dans la main en serrant fort et en pensant à ce qui le préoccupe. Quand il a fini, il dépose cauris et argent par terre. Puis le *nganga*, en jouant avec les cauris révèle ce qui ne va pas[132] . D'autres encore voient dans l'eau ou dans un miroir. A. Retel-Laurentin a fait une étude de l'utilisation ancienne des bois frottés[133] (*iwa* pour les Nzakara); suite à une question, la réponse est oui ou non. D'autres utilisent des cailloux placés en cercle autour de la personne. Chacun peut interroger la mygale (deux bois placés à l'extérieur du terrier et dérangés par l'araignée de terre), la botte de paille (rongée ou non par les termites), le poulet dont on coupe le cou (selon qu'il se couche à droite ou à gauche).

Situé à la fois dans le monde du jour et celui de la nuit, le *nganga* se trouve dans une situation ambiguë : comme il connait les forces du mal pour les combattre et les conjurer, il peut en profiter pour s'y livrer. Mais alors, en principe il perd son pouvoir de guérison.

---

[132] Information personnelle ; cf. Sévy p. 120ss, Vergiat, 1937, p. 162)

[133] Ce sont les oracles à frottement, également connus au Congo et Zaïre.

Nous mettons l'ordalie *(**benge*** en sango) dans le chapitre de la divination bien que cela ne soit pas une simple divination ; mais elle a cet aspect de la recherche de la source du mal, de l'auteur de la maladie. Ordalie signifie "jugement"[134] mais "ce jugement est une épreuve judiciaire sous le nom de jugement de Dieu". Voici le schéma général de l'ordalie africaine :

Il s'agit d'abord d'une épreuve, ordinairement quand la personne nie sa culpabilité une personne ou son substitut sous la forme d'un animal va boire un breuvage toxique qui peut provoquer la mort ; c'en est la forme la plus courante et la plus spectaculaire.

Il s'agit d'un jugement ; mais ici le jugement est porté *a posteriori* : si l'accusé succombe à l'épreuve ou si l'épreuve se révèle positive au détriment de l'accusé, il est déclaré coupable. Si l'ordalie est positive, elle va en premier lieu punir la personne de sa faute, exécuter la sentence d'un jugement ; en second lieu elle va conforter l'accusation de sa culpabilité pressentie, ou au contraire son innocence si l'ordalie se révèle négative.

Il s'agit d'un jugement de Dieu. Il convient de relativiser ce terme de "Dieu". En effet, l'ordalie par le "*benge*" emploie l'écorce d'un arbre et l'arbre symbolise les ancêtres. Dans l'impossibilité de prouver directement la culpabilité ou l'innocence, on en appelle non plus à un jugement des hommes mais au jugement de l'au-delà. Cet au-delà peut être les ancêtres mais aussi Dieu, disent certains, tandis qu'une personne affirme de son côté : "n'est-ce pas la personne elle-même qui se juge ?". En langue sango, l'ordalie s'appelle "*benge*" ou poison d'épreuve. Ce poison est tiré de l'écorce d'un arbre. Le terme sango comme ceux qui lui correspondent désigne à la fois la plante, l'écorce, le breuvage préparé avec cette écorce, l'épreuve de d'ordalie elle-même.

---

134 Dictionnaire Larousse

L'ordalie se fait surtout dans les cas de sorcellerie, d'adultère, de vol, de meurtre, quand l'intéressé nie l'accusation. Le présumé coupable peut être amené de force à cette épreuve. Mais il peut aussi devancer cette mise à l'épreuve et exiger que l'accusation se précise. L'accusateur peut de son côté se faire une "quasi ordalie" sur lui-même ou un substitut pour savoir si l'accusation qu'il porte est justifiée ; en effet, porter une telle accusation de sorcellerie … est grave ; ce n'est pas seulement une personne précise, mais à travers elle tout un groupe qui se trouve accusé et qui peut se retourner contre son accusateur. Aussi, avant de porter une accusation publique, on fait une enquête discrète, une ordalie sur soi-même, ou sur un animal. Quand on a recueilli plusieurs preuves en présence de témoins, on peut alors aller devant le tribunal.

La **confession** ou "***deba***" en sango est une parole forte, solennelle, qui engage la personne qui la profère, qui est efficace vis à vis de qui elle est destinée. Cette confession n'est pas toujours celle du malade, ce peut être celle du présumé coupable, volontaire ou non, conscient ou non.

Dans la cure de guérison, elle se fait avant de prendre un médicament. Ce qu'on demande au "malade" ou au coupable, ce n'est pas tellement d'avouer que d'extérioriser. Cette extériorisation équivaut finalement à une expulsion de l'agent perturbateur : parole, geste, acte sexuel prohibé. Ce serait en quelque sorte une catharsis, non seulement une "purification" ou un rappel dans la conscience des souvenirs refoulés, mais une cure psycho-sociale qui consiste à proférer ses fautes pour les expulser et permettre ainsi la restauration des relations sociales perturbées. Cette confession est d'usage courant dans de nombreuses régions d'Afrique quand une parturiente a des difficultés à accoucher, difficultés qui seraient dues à des relations hors mariage qu'elle doit alors révéler.

L'**exorcisme** comporte des prières, rites, danses, fumigations, pour chasser les mauvais esprits. Nous donnons ce seul exemple : la jeune fille prise d'une crise d'hystérie selon l'infirmier occidental, était pour ses amis victime d'un sort (*yoro*) et le *nganga* appelé a fait brûler des herbes dans la maison et lui a mis un foulard autour du cou.

Le **sacrifice** peut faire partie des rites d'exorcisme (A.M. Vergiat, 1936, p. 197) ; mais ici on parle de sacrifice au sens fort quand la maladie vient de quelqu'un de la famille, surtout d'un défunt, quand il s'agit de rétablir dans la norme les relations perturbées ; il a pour but la réconciliation, ce qui inclut nécessairement les défunts. Cette réconciliation avec les ancêtres passe alors par une fête sacrificielle.

En conclusion, nous n'avons pas à juger cette vision de la maladie et de la guérison, les intéressés le font eux-mêmes. Mais surtout cette étude centrafricaine voudrait permettre d'ouvrir les yeux des soignants, tant médecins que religieux, aux problèmes existentiels, sociaux ou personnels, qu'affrontent les malades africains (n'en est-il pas de même dans les autres pays et sur d'autres continents ?). Leurs troubles naissent dans leur vécu, au niveau psycho-social, voire religieux, et aussi politique et économique Un exorcisme peut être utile, un médicament nécessaire, mais il me semble tout aussi urgent de connaître leur histoire, et peut-être de la leur révéler, et d'apporter à leur mal-être une réponse globale qui touche les racines de leur mal.

Sources

- A. Ake, J. Abeye. Contribution à l'identification et au recensement des plantes utilisées dans la médecine traditionnelle et la pharmacopée en Empire Centrafricain Ed Agence de Coopération Culturelle et Technique (ACCT) Paris 1978.

- W. Eggen Peuple d'autrui Ed Pro Mundis Vita, Bruxelles 1976

- J. Giroud La personnalité. Etude psychologique en Centrafrique Ed. IPN Bangui 1960

- C. Haxaire. Phytothérapie et médecine familiale chez les Gbaya-Kara (RCA) Thèse 3e cycle Montpellier

- E. Motte. Thérapeutique chez les pygmées Aka de Mongoumba in Pygmées de Centrafrique Ed. SELAF Paris 1979.

- A. Retel-Laurentin. Les techniques de divination par frottement en Afrique Centrale in Journal de la Société des Africanistes 38, 2 ; 137-172 : 1968

- A. Retel-Laurentin. Sorcellerie et ordalie. Ed Anthropos Paris 1974

- E. Rosny (de). Ndimsi. Ceux qui soignent dans la nuit Ed Clé Yaoundé 1974

- E. Rosny (de). Les yeux de ma chèvre Ed Plon Paris 1981

- P. Saulnier. Le Centrafrique, entre mythes et réalités Ed L'Harmattan Paris 1998

- *G. Sévy. Le wama des Ngbaka de la Lobaye in Cahiers d'Etudes Africaines, 1960 ; 3 : 103-108*
- *A.M. Vergiat. Plantes magiques et médicinales des féticheurs de l'Oubangui (région de Bangui) Laboratoire d'ethnobotanique, Muséum d'Histoire Naturelle 1970*

Etude

L'ordalie en République Centrafricaine

Pierre Saulnier

L'ordalie est un aspect de la recherche de la source du mal, de l'auteur de la maladie… Mais elle n'est pas une simple divination. Ordalie signifie "jugement"[135] mais il ne s'agit pas de n'importe quel jugement : "ce jugement est une épreuve judiciaire sous le nom de jugement de Dieu".

Si on reprend le schéma général de cette définition pour l'ordalie africaine :

- Il s'agit tout d'abord d'une épreuve: ordinairement une personne (ou son substitut sous la forme d'un animal) va boire un breuvage toxique qui peut provoquer la mort ; ceci est la plus courante et la plus spectaculaire parmi les formes de l'épreuve.

- Il s'agit d'une épreuve judiciaire d'un jugement ; mais ici le jugement est porté a posteriori : si l'accusé succombe à l'épreuve ou si l'épreuve se révèle positive au détriment de l'accusé, il est déclaré coupable. Ordinairement il y a ordalie quand la personne nie sa culpabilité. L'ordalie si elle est positive, va en premier lieu punir la personne de sa faute, écouter la sentence d'un jugement, et second lieu conforter l'accusation de sa culpabilité pressentie ou au contraire son innocence si l'ordalie se révèle négative.

- C'est un jugement de Dieu. Il convient de relativiser ce terme de "Dieu". En effet, l'ordalie par le "*bengé*" emploie l'écorce d'un arbre et l'arbre symbolise les ancêtres. Dans l'impossibilité de prouver directement la culpabilité ou l'innocence, on en appelle non plus à un jugement des hommes mais au jugement de l'au-delà. Cet au-delà peut être les ancêtres

---

135 Dictionnaire Larousse

mais aussi Dieu disent certains tandis qu'une personne affirme de son côté : "n'est-ce pas la personne elle-même qui se juge ?". En langue sango, l'ordalie s'appelle *bengé* ou poison d'épreuve. Ce poison est tiré de l'écorce d'un arbre. Le terme sango comme ceux qui lui correspondent désigne à la fois la plante, l'écorce, le breuvage préparé avec cette écorce, l'épreuve de d'ordalie elle-même.

L'ordalie se fait donc surtout dans les cas de sorcellerie, d'adultère, de vol, de meurtre, quand l'intéressé nie l'accusation portée contre lui. L'intéressé, présumé coupable peut être amené quasi de force à cette épreuve. Mais il peut aussi devancer cette mise à l'épreuve et exiger que l'accusation se précise. Dans les cas que nous étudierons, l'accusateur peut se faire une "quasi ordalie" sur lui-même ou un substitut pour savoir si l'accusation qu'il porte est justifiée ; en effet, porter une telle accusation de sorcellerie, de vol ou de meurtre...; ce n'est pas seulement une personne précise, mais à travers elle tout un groupe qui se trouve ici accusé.

L'ordalie chez les Suna

Chez les Suna, l'ordalie se fait par le ngbanda. C'est un grand arbre qui pousse près des cours d'eau dans les marécages. Il est utilisé contre les sorciers, contre les voleurs pour les démasquer.

Il existe plusieurs étapes possibles :

Si on accuse une personne de sorcellerie, on ne peut le faire d'abord publiquement car en cas d'innocence elle va se retourner contre son accusateur. Aussi avant de porter une accusation publique, on fait une enquête discrète, une ordalie sur soi-même, sur un poulet ou sur un escargot.

L'expérience de l'eau chaude.

Rechercher du (*maro* ?) en plus en le laissant en dehors du village ; la nuit qui suit on s'abstient de relation sexuelle, au matin on fait chauffer l'eau dans un canari spécial réservé aux hommes ; on prend une petite calebasse "*dele*", on puise l'eau bouillante. On prononce le nom de la personne accusée sur l'eau (*deba*), on énonce le mal dont on l'accuse et on reverse l'eau dans le canari à bouillir. On reprend ensuite cette eau on la verse sur le dos de la main et on rentre à la maison ; tant que l'on n'a pas constaté les résultats on ne peut pas manger avec des fils uniques ni avoir de relation sexuelle. Finalement s'il n'y a aucune trace sur la main, la personne est innocente ; s'il y a des traces la personne que l'on accuse est fautive. On peut faire l'expérience sur un poulet : on fait couler des gouttes de *maro* dans l'œil d'un poulet, s'il y a une seule personne accusée, dans les yeux de plusieurs s'il y a plusieurs personnes accusées. Auparavant on a pris des serments *(deba)* sur le *maro* ; l'œil du poulet doit alors enfler si la personne est coupable.

Sur un escargot, on fait couler le jus de maro dans la bouche de l'escargot. S'il meut c'est le signe de la culpabilité de l'accusé. S'il disparaît et que l'on ne le retrouve pas, la personne est innocente.

Quand on a plusieurs preuves de ce genre recueillies en présence de témoins, on peut aller devant le tribunal. La personne accusée accepte alors l'accusation ou bien la refuse et se propose d'aller elle-même chercher le *ngbanda*.

L'ordalie par le ngbanda

Quand la personne est officiellement accusée de sorcellerie ne peut plus dormir dans sa maison mais dehors avec son accusateur qui va veiller sur elle pour qu'elle ne vomisse pas ses "chats de sorcellerie" sans qu'on s'en aperçoive et ne les transmette soit à un arbre soit à des animaux domestiques. Le départ à la recherche de l'arbre *ngbanda* se fait de bonne heure le matin, il faut parfois une journée pour s'y rendre ; l'accusée est habillée seulement d'un cache-sexe de feuilles attaché avec une liane. Arrivée à l'arbre elle peut être surprise par les abeilles qui vont la piquer, si elle s'enfuit c'est qu'elle est coupable mais les abeilles ne veulent pas qu'elle meure.

De l'arbre elle prend un caillou et profère qu'elle est innocente ; elle, sa mère et sa grand-mère car chez les Suna la sorcellerie se transmet par les femmes à tous les enfants garçons ou filles et non par les hommes. Ensuite elle va frapper l'écorce de l'arbre pour la détacher ; si elle ne réussit pas à détacher l'écorce, elle est coupable ; si elle réussit, ceci ne prouve pas automatiquement son innocence, il y a seulement présomption. Elle met l'écorce détachée sur sa tête et rentre au village. Comme il se fait tard, la femme couche dehors, prend l'écorce près d'elle avec des témoins (si elle restait seule, elle vomirait la sorcellerie la nuit sur le *ngbanda* et elle pourrait alors en être convaincue et ne mourait pas). Le matin on prépare le breuvage (*ngbanda* écrasé dans une calebasse avec un pilon en ajoutant de l'eau). La femme boit celui-ci devant la maison de celui qui l'a accusée en présence des membres de sa propre famille. Si elle vomit le tout c'est qu'elle est innocente au moins pour le moment car elle peut encore mourir par la suite dans la maison où on l'a ramenée.

Commentaires sur l'ordalie en Afrique de l'ouest (J. Karhero, A. Bouquet) :

L'épreuve au "bois rouge" ou "*tali* ", qui est l'écorce d'un arbre contenant un poison cardiaque très violent et dont les noms vernaculaires sont *alui* (baoulé), *gli* (béré), *diouroutou* (guéré), *téré* (dioula), *toma* (sénoufo) *domé* (abron).

A l'époque, tout individu accusé d'un délit, dont la sorcellerie et l'envoûtement, y était obligatoirement soumis. Tout suspect se savant innocent se faisait un devoir de le réclamer. Le "féticheur" préparait le poison. La cérémonie avait lieu au lever du soleil, après un enfermement de 24 H dans une habitation close, devant toute la communauté et le chef de village. Le féticheur faisait absorber la mixture, tapait sur la tête de l'accusé avec une formule rituelle : "Si c'est lui qui a pris ceci ou fait cela, Bois rouge reste chez lui et fait enfler son ventre, si ce n'est pas lui, alors fais-le vomir ".

Si l'accusé se déclarait coupable, plutôt que de le laisser mourir, on lui administrait un contre poison, de l'huile de palme en général quelque fois un lavement évacuateur. A noter qu'il y avait moyen de s'arranger avec le ciel ("gentleman agreement" avec le féticheur, moyennant finances…).

La deuxième méthode consistait à introduire dans l'œil du suspect du **latex caustique** provenant d'une euphorbiacée arborescente. Si l'accusé pleurait abondamment et si son œil ne rougissait pas, il était innocenté. Dans le cas inverse, il pouvait perdre la vue sauf à s'avouer coupable. Le féticheur ordonnait alors es bains locaux réparateurs.

Sources

- J. Karhero, A. Bouquet Sorciers, féticheurs et guérisseurs de la Côte d'Ivoire et de la Haute-Volta Ed Vigot Frères Paris 1950

Repère

La chaîne des rituels de guérison chez les Lobi

Marc Jousset

Les tribus Lobi

A l'origine, les Lobi étaient un peuple de chasseurs et éleveurs. Ils vivent maintenant surtout de l'agriculture en zone soudanienne principalement dans le Sud-Ouest du Burkina Faso dans la région de Gaoua (une petite partie est installée de l'autre côté de la frontière en Côte d'Ivoire et au Ghana).

Les Lobi seraient venus de l'Est, après avoir traversé la Volta Noire à la fin du 18ème siècle. Ils auraient été précédés dans cette migration par d'autres peuples comme les Gan et les Teésé et suivis par d'autres, comme les Birifor et les Dagara.

Ces différents peuples apparentés par les langues, les traditions, cultes et coutumes sont connus, depuis le livre de Henri Labouret en 1931, sous le nom des "Tribus du Rameau Lobi". La population compte actuellement environ 450.000 personnes.

Croyances et cultes :

Les Lobi sont animistes. Chez eux, "visible et invisible se confondent, il n'y a pas de séparation nette entre ces mondes. Ainsi, les humains qui peuplent les villages et les esprits de ceux qui y ont vécu se partagent le quotidien, fait qui peut engendrer des bénéfices mais aussi toutes sortes de malheurs ". Les esprits des défunts ont la faculté surnaturelle d'exercer leur influence sur les vivants. La manifestation de ce pouvoir est désignée sous le terme de "*thil* ".

Les défunts qui ont été reconnus bons et sages par la communauté sont censés avoir des esprits bienveillants. Les esprits des autres défunts sont condamnés à l'errance et peuvent exercer des pouvoirs (*thila*) nuisibles et dangereux sur les personnes qu'ils contaminent. La prise de possession d'un individu se manifeste par un large éventail de maladies et de problèmes affectant le physique comme le psychique.

Les esprits des défunts requièrent un support matériel (une statuette en bois anthropomorphe le plus communément) pour qu'un culte leur soit rendu ou pour que leur pouvoir puisse être maîtrisé. Les Lobi honorent les défunts bienveillants par un culte des ancêtres matérialisé par des statues d'ancêtres placées sur des autels domestiques abrités dans la maison du clan familial (*Thilduù*).

A l'extérieur de la maison sont aménagés des lieux d'office particuliers, destinés à conjurer les esprits dangereux en errance et à recevoir les artefacts associés à leur puissance (*thil*).

Les personnes qui perçoivent des problèmes d'ordre physique, psychique ou matériel consultent un devin pour découvrir la cause du malheur et savoir comment le neutraliser.

Le devin

Le devin possède l'art de découvrir les choses cachées et de voir le passé et l'avenir du consultant.

La séance de divination commence par l'invocation des ancêtres ; pour cela, le devin fait tinter une clochette. Ensuite, il lance son jeu de cauris sur le sol et interprète la figure obtenue ou la position de chaque objet. Après, il dispose par terre des statuettes ou des petits objets à l'endroit où il a tracé auparavant un cercle, des figures ou des symboles. Puis, il lance sur le sol une poignée de cauris, à plusieurs reprises si nécessaire. Chaque lancer apporte une réponse, affirmative ou négative, selon la position des cauris à une question posée aux esprits.

Après avoir pris la main du consultant, le devin commence l'interrogatoire à haute voix. Il consiste en une série de questions posées sur un rythme rapide et dont les réponses binaires (oui ou non) lui permettent, par exclusions successives, de cibler le problème.

Il conclue la séance par une phrase sibylline qui constitue la recette à suivre pour résoudre le problème posé et oriente le consultant vers un guérisseur *(Thildaar)* spécialiste du problème identifié.

Dans d'autres ethnies du Burkina Faso, le devin utilise un bâton fourchu. Celui-ci se termine en bec d'oiseau ouvert (le calao – animal mythique) et l'arête est coiffée d'une figurine anthropomorphe debout ou assise. La forme de l'objet répond à la relation triangulaire (esprit – devin – consultant) de la mantique. Au cours des séances divinatoires, le bâton que le devin tient par la figurine se met en branle lorsque le consultant le saisit à la base : l'esprit, qui s'est emparé de l'instrument, l'anime par des saccades qui constituent autant de réponses aux questions posées.

Le guérisseur *(Thildaar)*

Le guérisseur conjure le danger ou le malheur identifié par des rites de réparation et l'administration de traitements thérapeutiques.

Pour conjurer le malheur ou la maladie, le guérisseur préconise la sculpture d'une statuette (*bateba*) qui représente en quelque sorte le malheur dont il faut se protéger.

La statuette ainsi réalisée permet d'entrainer la puissance malfaisante vers le "support-piège" qui lui est offert et ainsi de la détourner de sa victime potentielle.

Il existe ainsi une grande variété de types de *bateba* tirant leur forme d'un langage gestuel et rituel : un ou deux bras levés, tête tournée de côté, femme avec enfant, scène d'accouplement, janus, etc…

Parmi ces *bateba*, des statuettes représentent un homme ou une femme en position assise ou courbée, les jambes étendues, les *bateba bambar*. Ce type de *bateba* protégerait son possesseur contre la paralysie.

A l'issue de la séance rituelle de guérison, le *thildaar* prescrit au consultant de se faire sculpter une statuette (*bateba*) selon des normes précises (taille, attitude ou geste, etc…) pour maîtriser la force de l'esprit malfaisant identifié.

Pour ce faire, le consultant passe commande de cette statuette auprès d'un sculpteur de son choix.

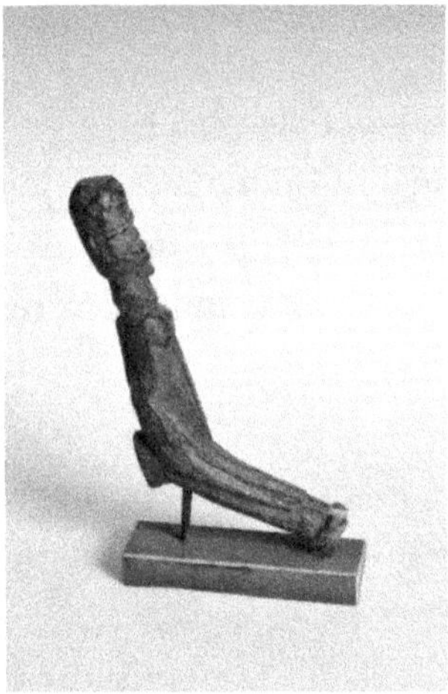

Bateba "paralysie" lobi Burkina Faso.
Coll. de l'auteur ©MUVACAN

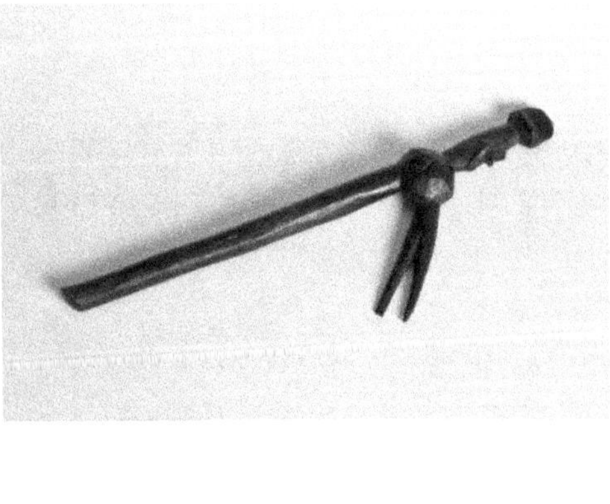

Bâton de devin "calao" lobi Burkina Faso
Coll. de l'auteur © MUVACAN

Le sculpteur

Tout sculpteur Lobi doit passer par un système d'apprentissage de nature initiatique afin d'être instruit de tous les interdits et des contraintes rituelles à respecter dans la pratique de la sculpture. Outre la sculpture de statuettes entrant dans le culte des ancêtres (*thilbia*), le sculpteur exécute des statuettes (*bateba*) requises dans les rites de guérison.

Comme les *bateba* sont destinées à être le support de puissances malfaisantes, leur réalisation exige notamment l'utilisation de médicaments spécifiques pour se protéger pendant le travail.

Le culte domestique

Après avoir pris possession de sa *bateba*, le patient s'adresse de nouveau au guérisseur pour établir un lien de dépendance entre la puissance destructrice (*thil*) et la statuette nouvellement sculptée, ce lien sera entretenu par des sacrifices divers.

La *bateba* est placée sur un autel domestique (*thilduu*) et à partir du moment où le patient honore sa *bateba* par des sacrifices, l'esprit qui s'acharnait sur lui devient dorénavant son protecteur contre les malheurs et maladies.

Sources

- Viviane Baeke – Les supports sculptés de la pensée Lobi, in Les Bois qui murmurent. La grande statuaire lobi de la collection François et Marie Christiaens, Edition Serge Schoffel Art Premier, 2016.

- Daniela Bognolo – Lobi – Editions 5 Continents, Milan 2007.

- Burkhard Gottschalk - Chez les devins du pays Lobi – Série d'études "africa incognita", Düsseldorf 1999.

Comprendre les évolutions sociétales de la guérison africaine

Témoignage : Comment intégrer un modèle de prise en charge de la douleur en Afrique traditionnelle dans la médecine conventionnelle ? *Martin Sanou*

Témoignages : science et empirisme. Reconnaissance professionnelle des tradipraticiens africains *Jacques Barrier*

Témoignage : la cour des guérisseurs du palais à Batoufam (Cameroun) *Jacques Barrier, François Moulinier*

Repère: Les églises de guérison *François Moulinier*

Les faux medicaments *Anita Sankalé, Wifrid Rogé*

Témoignage

Comment intégrer un modèle de prise en charge de la douleur en Afrique traditionnelle dans la médecine conventionnelle ?

Martin Sanou

Le recours aux médecines traditionnelles ou médecines alternatives et complémentaires n'est qu'une des conséquences de l'instinct de survie des patients. Ceci est vrai dans tous les pays au Nord comme au Sud.

En Afrique particulièrement le recours aux médecines traditionnelles est simplement une question de survie (non seulement lutter contre la maladie et la mort mais aussi le simple fait de continuer à vivre normalement, de garder ses activités). Pour les pays en voie de développement, l'usage de la médecine traditionnelle est souvent corrélé à la coutume, à la difficulté de l'accès aux soins, au manque de personnel et d'infrastructures sanitaires ainsi qu'au protocole administratif long des hôpitaux. La plupart des patients en brousse ou dans les banlieues pauvres ne peuvent pas supporter le coût des soins conventionnels. La réduction des coûts des soins de santé primaire reste un grand défi pour les systèmes de santé en Afrique subsaharienne. Mais contrairement à tous les présupposés, ce ne sont pas exclusivement les raisons financières qui précipitent en première intention les patients chez les guérisseurs, mais aussi le contexte socioculturel. Pour toutes ces raisons, l'usage occasionnel ou habituel des rites de soins et des thérapies traditionnelles (notamment les plantes médicinales) est encore très largement répandu. Le malade pourra utiliser l'un ou l'autre des systèmes de santé selon les cas et les éventuels échecs ressentis.

La douleur est un problème de santé transversal et universel.

La douleur est un problème de santé très fréquent car elle accompagne de nombreuses pathologies. C'est un des motifs de consultation les plus communs que ce soit dans la médecine traditionnelle ou la médecine conventionnelle[136]. Souffrir est vécu comme un problème majeur par les patients africains qui demandent impérativement et rapidement le soulagement.

La prise en charge de la douleur est l'un des plus vieux problèmes médicaux de l'humanité, resté inaltérable de l'antiquité à nos jours.

La douleur est donc un concept transversal et universel qui se retrouve dans les deux types de médecine mais les systèmes de représentation de la douleur ont considérablement évolué selon les époques et subséquemment selon les modèles culturels, voire le rythme de développement. En définitive, la prise en charge de la douleur dans un contexte traditionnel ne peut se limiter à une démarche "afro-centrique ". Il est nécessaire d'avoir une démarche intégrative par rapport aux autres systèmes de soins existants.

Le modèle thérapeutique de la douleur dans la médecine conventionnelle.

Dans la médecine contemporaine des systèmes de santé occidentaux, les déterminants de la maladie et de la santé d'un individu ainsi que les modèles des entrevues cliniques permettent de définir les modèles cliniques pour un bon suivi thérapeutique. De ce fait plusieurs modèles cliniques permettent l'évaluation et le "traitement" de la douleur. Ce sont entre autres : le modèle biomédical, le modèle psychosomatique, le modèle épidémiologique, le modèle biopsychosocial, le modèle transactionnel, le modèle intégratif et multifactoriel, etc. A chaque modèle correspond un ensemble d'outils d'évaluation de la douleur. Plus spécifiquement, le modèle biopsychosocial se caractérise par des champs d'investigations variés dans un cadre multidisciplinaire. Ce sont : l'environnement humain

---

136 Terme habituel pour "la médecine occidentale" ou "western medicine" en anglais.

et professionnel, les aspects fonctionnels et physiologiques de l'individu, les dimensions émotionnelle, comportementale, psychologique et cognitive…

Les modèles explicatifs en médecine traditionnelle.

Le modèle explicatif, selon A Kleinman (1977)[137], est un modèle culturel qui se réfère à une expérience clinique associée à des croyances, une causalité et des traitements. Un modèle explicatif se formalise comme un prototype contrairement aux "chaînes de représentations complexes" que l'on peut comparer à la notion de réseau sémantique de la maladie. L'interprétation de certains états pathologiques comme la douleur serait plutôt une chaîne de représentations complexes. Tandis que certains termes vernaculaires se présentent comme des modèles explicatifs comparables à des "ethnothéories" : par exemple, le concept "*yin dimi*" (le mal de dent en dioula qui est une langue d'Afrique de l'ouest) serait un modèle explicatif des maladies bucco-dentaires. Ce terme explicite cette croyance populaire selon laquelle des "vers travailleraient l'intérieur de la dent" causant ainsi la douleur.

Il est important d'analyser la terminologie et la sémantique autour de la douleur pour mieux comprendre le concept du "mal" ou des "maux ".

Les guérisseurs dévoilent difficilement les processus de leurs méthodes diagnostiques et thérapeutiques. Il en est de même pour les procédés de pharmacopée traditionnelle et de préparation des produits médicinaux.

En revanche, ils acceptent "facilement" de donner leurs documents : les fiches techniques des produits, les flyers, les cartes de visites ainsi que les fiches technico-publicitaires (cf un exemple de fiche d'un généraliste infra). L'analyse de ces matériaux permet des recherches[138]. Les premières observations sur ces fiches démontrent que les tradipraticiens utilisent à la fois des concepts "traditionnels" et conventionnels. La notion du "mal"

---

137 D'après Bonnet Doris (voir Sources)

138 Médicales mais aussi en sociologie, anthropologie et en psychosociologie

est fortement récurrente. Le méta-concept du "mal" est une notion floue qui peut être assimilé à la douleur, à la pathologie, à un problème divers (social, familial, professionnel, spirituel, mystique, économique etc.).

Comment faire collaborer le référent thérapeutique traditionnel afin de faciliter son intégration dans le système de soins modernes ?

Le guérisseur est un référent pour la communauté et l'individu dans le système de soin traditionnel. Selon l'Organisation Mondiale de la Santé un tradipraticicien ou tradithérapeute ou guérisseur traditionnel est "une personne reconnue par la collectivité dans laquelle elle vit, comme compétente pour dispenser des soins de santé grâce à l'emploi de substances végétales, animales, minérales et des métaux ainsi que d'autres méthodes basées sur le fondement socioculturel et religieux aussi bien que sur les connaissances, comportements et croyances liés au bien-être physique, mental et social, ainsi qu'à l'étiologie des maladies et invalidité prévalant dans la collectivité ". Il a plusieurs fonctions. Il apparaît comme un médecin, un pharmacien ou un assistant social même sans avoir les diplômes requis. Ses actions portent à la fois sur la santé de l'individu et celle de sa communauté.

Utilisation d'un modèle traditionnel de prise en charge de la douleur : l'exemple du vodou.

Le modèle **KGL-MS** du "mal" (M Sanou[139]) est issu de la retranscription des entretiens avec un maître Vaudou dans la région nantaise. Ce modèle typique de la médecine traditionnelle africaine est un agrégat d'un ensemble de logiques ésotériques pouvant aboutir au traitement du "mal ".

Ce modèle se décline en 7 principales phases qui peuvent être réorganisés en 20 étapes :

– phase n°1 : l'identification du patient, du problème et l'auto-évaluation du guérisseur

---

[139] in M Sanou Journal of Chiropractic Humanities (voir Sources)

– phase n°2 : la mise en confiance du patient
– phase n°3 : la réalisation des examens complémentaires
– phase n°4 : la délimitation du champ opératoire et la réalisation des actes thérapeutiques
– phase n°5 : la recherche de preuves
– phase n°6 : la recherche des résultats ;
– phase n°7 : les recommandations et les conseils.

Avertissement et précautions: certaines étapes nécessitent des initiations.

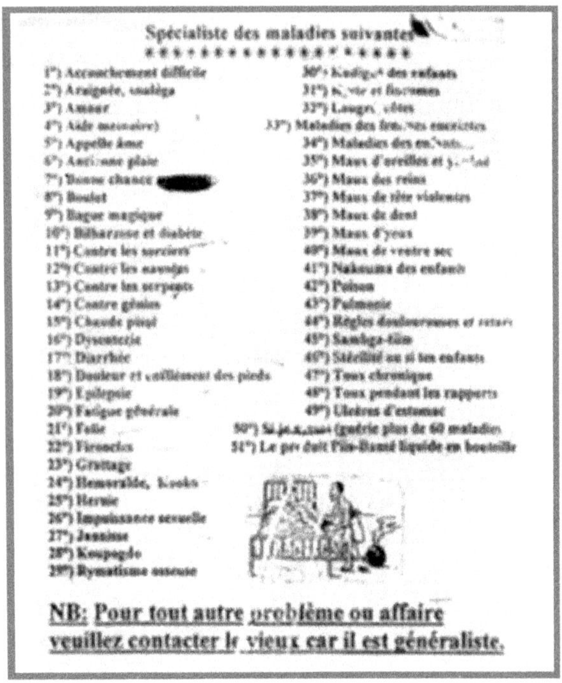
Spécialiste des maladies suivantes

1°) Accouchement difficile
2°) Araignée, [illegible]
3°) Amour
4°) Aide [illegible]
5°) Appelle âme
6°) Anti[illegible] plaie
7°) Bonne chance [redacted]
8°) Boulet
9°) Bague magique
10°) Bilharziose et diabète
11°) Contre les sorciers
12°) Contre les [illegible]
13°) Contre les serpents
14°) Contre génies
15°) Chaude pisse
16°) Dysenterie
17°) Diarrhée
18°) Douleur et [illegible] des pieds
19°) Epilepsie
20°) Fatigue générale
21°) Folie
22°) Furoncles
23°) Grattage
24°) Hemoroïde, [illegible]
25°) Hernie
26°) Impuissance sexuelle
27°) Jaunisse
28°) [illegible]
29°) Rymatisme osseuse
30°) [illegible] des enfants
31°) [illegible] et [illegible]
32°) [illegible]
33°) Maladies des femmes enceintes
34°) Maladies des enfants
35°) Maux d'oreilles et [illegible]
36°) Maux des reins
37°) Maux de tête violentes
38°) Maux de dent
39°) Maux d'yeux
40°) Maux de ventre sec
41°) Nakouma des enfants
42°) Poison
43°) Pulmonie
44°) Règles douloureuses et retard
45°) Sambga-[illegible]
46°) Stérilité ou si tes enfants
47°) Toux chronique
48°) Toux pendant les rapports
49°) Ulcères d'estomac
50°) [illegible] (guérie plus de 60 maladies
51°) Le produit [illegible] liquide en bouteille

NB: Pour tout autre problème ou affaire veuillez contacter le vieux car il est généraliste.

Carte de visite traditionnelle…

Tableau n°1 : le modèle KGL-MS and al pour le traitement du "mal" et les champs d'application possibles en médecine conventionnelle (M SANOU).

Le modèle KGL-MS and al			
	Les étapes	Description	Champs d'application
1.	Identifier le patient	Cette phase initiale consiste à identifier le patient de manières physique ou surnaturelle. La présence physique du malade n'est pas obligatoire. Mais il pourrait être représenté par un simple « objet ».	Diagnostic
2.	Identifier le problème	La détermination du type de problème : médicale, social, conseils.	Diagnostic
3.	Faire une auto-évaluation du niveau d'expérience du praticien	Le praticien teste sa capacité à prendre en charge le cas. Il en déduit la complexité de la situation. C'est une étape qui prédit le champ opératoire. Le guérisseur peut demander « l'autorisation » des dieux avant de débuter la consultation.	Auto-évaluation Choix thérapeutique
4.	Mettre le patient à l'aise	La mise en confiance du patient. Déstresser le patient. Elle est basée sur le principe de la « démagnétisation des molécules constituant l'être humain ».	Abord psychologique Transfert
5.	Faire un examen complémentaire	Il s'agit de rechercher tous les facteurs cosmologiques, religieux et anthropologiques. Ce sont les procédés rationnels ou métaphysiques aboutissant à un diagnostic du problème. Ils ont également des propriétés médicinales ou pharmacologiques.	Examen complémentaire
6.	Délimiter le champ opératoire	C'est le champ d'action du guérisseur. Il est à la fois humain ou physique (touchant le corps) et surnaturel (l'esprit et l'âme).Il traduit les domaines d'application des forces curatives : les plantes, les formules mystiques, les dieux, Dieu, les génies, les djinns... La maladie est le fruit d'un déséquilibre des forces vitales ou intangibles au sein de l'individu, voire la communauté. La santé est l'équilibre entre les forces visibles et invisibles.	Prise en charge du patient
7.	Faire un acte thérapeutique sur le champ opératoire	Procédés de pharmacopée traditionnelle et procédés divinatoires à portée thérapeutique.	Prise en charge du patient
8.	Se miniaturiser par des procédés surnaturels pour traiter la cause de la douleur	Description métaphysique et non cartésienne d'une investigation traditionnelle. Il correspond à un transfert d'énergie.	Prise en charge du patient
9.	Rechercher les preuves de la douleur	Rechercher les symptômes du problème mais aussi les effets de l'acte thérapeutiques. Elles ont des impacts négatifs ou positifs sur le déroulement de l'abord du guérisseur.	Prise en charge du patient Efficacité et innocuité thérapeutiques
10.	Évaluer les preuves de la douleur	Cette phase est aussi une étape d'évaluation qui consiste à distinguer les preuves physiques ou visibles (vomissement) des faits immatériels.	Prise en charge du patient Efficacité et innocuité thérapeutiques
11.	Rechercher les résultats de la guérison de la douleur	Il s'agit de rechercher les résultats dans un contexte de guérison complète. La guérison étant attribuable à un référent qui est divin : « seul Dieu guérit »	Prise en charge du patient Efficacité et innocuité thérapeutiques
12.	Rechercher les résultats du soulagement de la douleur	Le soulagement est un acte thérapeutique attribuable à un être humain. Il marque l'impuissance de l'homme face à la maladie. C'est une guérison partielle	Efficacité et innocuité thérapeutiques
13.	Utiliser des formes de pensée pour soigner la douleur	Domaines des connaissances purifiées matérialisables ou immatérialisables. Basées sur l'expérience du tradipraticien, elles requièrent parfois une initiation et des paroles incantatoires	Abord psychologique Transfert
14.	Faire une synthèse de la séance	Faire une conclusion de la séance de thérapie. C'est un moment de qualification, de définition ou de redéfinition des concepts et des décisions. Le patient et le guérisseur précisent leurs points de vue	Evaluation Choix thérapeutiques
15.	Faire une prescription de produits médicinaux	Le guérisseur fournit les principes de la cueillette et de préparation des plantes médicinales de la pharmacopée traditionnelle. Il s'agit parfois d'un « guide de bonne pratique » pour atteindre une éventuelle guérison ou la résolution du problème.	Prise en charge du patient
16.	Donner des consignes de prudences	C'est l'ensemble des consignes qui permettent de veiller sur l'équilibre entre les forces nocives et les forces bienfaitrices.	Recommandations-suivi
17.	Donner une ordonnance Verbale au patient	Conseil dont les principales caractéristiques est l'oralité et le secret de l'acte thérapeutique traditionnel.	
18.	Donner des consignes de comportement au malade	Il s'agit de cibler et d'indiquer au patient des attitudes et des gestes pouvant entraîner l'échec du traitement	Impacts comportementaux
19.	Donner des conseils divers au patient	Traitement des sujets variés qui ont plus ou moins une incidence sur le problème traité : social, environnement familial, professionnel, sentimental...	Environnement social
20.	Recommander le patient à d'autres thérapeutes	Accompagnement du patient vers d'autres praticiens plus initiés ou spécialisés : un autre guérisseur ou un praticien moderne.	Prévention et gestion des risques

Sources

- *D Bonnet La taxinomie des maladies en anthropologie : aperçu historique et critique. Sciences Sociales et Santé, 1999, 17 (2), p. 5-21. ISSN*

- *M Sanou Conventional medical attitudes to using a traditional medicine vodou-based model of pain management: survey of French dentists and the proposal of a pain model to facilitate integration. Journal of Chiropractic Humanities (2012) 19, 24-35.*

- *M Sanou Développement d'une méthode de communication entre la médecine traditionnelle et la médecine conventionnelle dans la prise en charge de la douleur en odontologie, Thèse d'université, Nantes (2012).*

- *M Sanou Enquêtes sur les pratiques traditionnelles en santé bucco-dentaire au Burkina Faso, faculté de médecine dentaire de Casablanca, Université HASSAN II Ain Chock, Thèse de médecine dentaire (2003)*

Témoignage

Reconnaissance professionnelle des tradipraticiens africains[140]. Science et empirisme en pays bamiléké au Cameroun.

Jacques Barrier

Maurice est guérisseur au Cameroun en pays bamiléké[141]. Il m'a scruté de son regard perçant un long moment avant de se détendre et de se livrer. Il fait partie du conseil des neuf sages de la chefferie de Foto (près de Dschang). Il est essentiellement prescripteur de plantes médicinales et signale avec fierté avoir parmi ses patients des médecins. Il nous dit démarrer ses consultations par un recueil d'informations fondé sur l'interrogatoire, mais aussi sur les données biologiques et radiographiques lorsque les patients sont déjà passés par le système conventionnel et sont malgré tout en échec.

Son but (mais aussi son problème) est d'avoir un contrôle qualité sur les plantes qu'il prescrit donc des informations scientifiques quantitatives. Dans ce but, il a engagé une collaboration scientifique avec le Pr Vittorio Colizzi de l'Université de Rome[142]. Il a été invité dans ce laboratoire réputé et y a donné des conférences. Ses recherches consistent à tester les plantes au premier rang desquelles le *Moringa* (et une dizaine d'autres plantes) par extraction chimique et dosage des principes actifs. Il a participé à une publication sur les plantes et les lymphocytes CD4 dans le mélanome malin.

---

140 Voyage d'étude au Cameroun, (J. Barrier, L. et F. Moulinier, D. Marchesseau) en 2014

141 Maurice nous été recommandé comme étant un notable dans le domaine de la guérison traditionnelle ; après une période d'observation critique (liée au fait que je suis médecin ?), il a accepté de se livrer sur ses pratiques plus ésotériques.

142 Le professeur Vittorio Colizzi est un des chercheurs les plus éminents sur le VIH/SIDA en Europe. Il dirige le laboratoire de *Pathologie immunochimique et moléculaire* au département de Biologie de l'université Tor Vergata à Rome. Il est l'instigateur d'un centre de recherche à Yaoundé.

Il donne des cours à l'Université de Dschang (ethnopharmacologie) ; il s'agit d'apporter des informations aux futurs pharmaciens. Il ne sait pas trop comment intervenir comme expert auprès des médecins camerounais du fait de leurs réticences.

Il garde une part de savoir "noir" traditionnel et garde le sens politique du secret sur certaines de ses pratiques. Ainsi, il prévient et traite les attaques de sorcellerie. Son père, qui est décédé, vient le visiter toutes les nuits pour le conseiller sur les plantes à utiliser. Il est évasif sur la relation entre guérison et totémisation.

Le Docteur M T M est un tradipraticien de la chefferie de Fontem[143] (Province de l'Ouest au Cameroun).

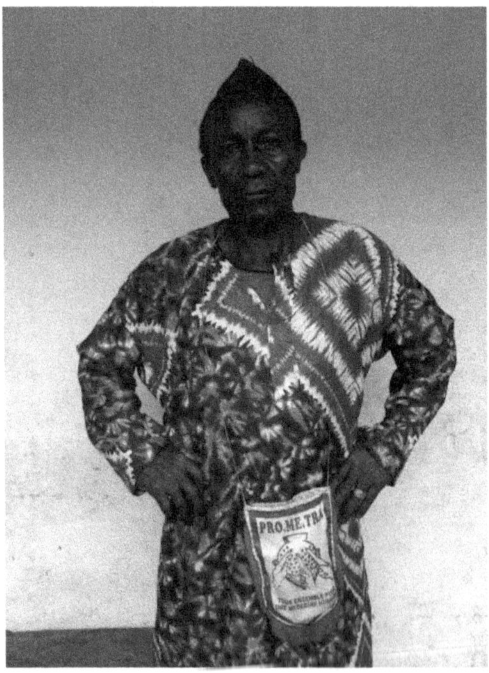

Tradipraticien MTM avec son fanion PROMETRA © J Barrier

143 Fontem est à l'Ouest de Dschang dans le sud-ouest du Cameroun, partie anglophone.

Ce "traditional practitioner" camerounais de langue anglaise est installé avec sa famille dans une petite concession sur la route qui mène à la chefferie. Il nous reçoit très volontiers et apparaît très soucieux d'expliquer son exercice. Il est spécialisé dans le traitement des maladies mentales et l'épilepsie, pathologies qu'il estime être très difficiles à traiter. Il accepte cependant de prendre en charge d'autres pathologies.

Le don est hérité de son père qui était également un Docteur traditionnel (c'est le terme qu'il emploie). Il a un souci de reconnaissance professionnelle. Il possède un fanion de l'association internationale PROMETRA (PROmotion de la MEdecine TRAditionnelle est présente dans de nombreux pays d'Afrique)[144]. Il fait aussi partie d'une association dite internationale des tradipraticiens du Cameroun (il nous montre une photo du certificat).

Pour lui, le diagnostic est capital. S'il est basé sur l'interrogatoire du malade et de la famille, il comprend également une phase divinatoire. Celle-ci a lieu dans un petit réduit attenant à sa maison, endroit qu'il accepte finalement de nous montrer avec interdiction de prendre des photos. Différents objets sont présents sur le sol dont des statuettes plus ou moins croûteuses. Un linge blanc sépare la pièce en deux avec un tabouret d'un côté (sur lequel il s'assoit). Il y a une petite cuvette remplie d'un matériau difficile à identifier car il est plongé dans l'eau. Une petite poupée est suspendue à une ficelle du côté du tabouret. Pendant la phase divinatoire, il n'interroge plus le patient, mais se met en contact avec les esprits. Il a suivi une formation complémentaire de divination au Nigeria et au Tchad.

Pour traiter, il utilise de multiples plantes et écorces. Il a un herbier, un registre très complet, visualisant une par une toutes les plantes qu'il utilise ainsi que leur dénomination et leur utilité[145].

---

144 PROMETRA est devenue une organisation réputée à dimension internationale. Son siège est à Dakar.

145 Une sorte de dictionnaire Vidal… !

Il nous montre diverses plantes dont l'une est utilisée pour se prémunir des attaques de sorcellerie. Elle est utilisée par onction sur le corps. Il a aussi des racines attachées en bouquet (notamment efficace contre ce qu'il dénomme l'éjaculation insuffisante[146]). Il refusera de nous vendre ces racines (il en goûte une devant nous…). Il a des récipients creusés dans des bâtonnets en bois qui contiennent les poudres thérapeutiques dosées qu'il vend à ses patients. Il se fait payer chaque consultation selon un tarif défini.

Commentaires

Les tradipraticiens ont des statuts et des pratiques variés, allant de la pratique de voisinage sans statut professionnel à l'exercice d'une véritable profession de guérisseur (permanent ou occasionnel). Ceci doit être distingué de l'appartenance à un mouvement religieux (églises réveillées, maraboutisme) car la recherche de légitimation est d'un autre ordre.

Face à des médecins conventionnels, parfois jaloux de leurs prérogatives, ces témoignages montrent que les tradipraticiens ont une demande forte de légitimation. En attendant une légitimation institutionnelle, des pouvoirs publics, ils adhèrent à des associations professionnelles.

Comment relier les activités de médecine traditionnelle et conventionnelle ?

Dans le cadre de son programme stratégique 2014 - 2023, les recommandations de l'organisation Mondiale de la santé (O.M.S.) se sont précisées : renforcer la base de connaissances sur la médecine traditionnelle et mener des politiques appropriées; renforcer l'assurance-qualité, la sécurité (réglementation, développement de compétences) ; promouvoir la couverture sanitaire universelle en intégrant les services de

146 Vraisemblablement l'impuissance sexuelle.

médecine traditionnelle et l'auto-prise en charge sanitaire; aider les états membres à définir et à mettre en œuvre un plan stratégique…

Actuellement de nombreux programmes de promotion de la médecine traditionnelle en Afrique noire se développent. Citons entre autres le Burkina Faso, la Côte d'Ivoire, le Sénégal, le Mali, la République Démocratique du Congo, l'Afrique du Sud, la Tanzanie.

Témoignage

La cour des guérisseurs du palais de Batoufam

Jacques Barrier, François Moulinier[147]

Batoufam est une chefferie bamiléké d'environ 12000 âmes. Tout au fond du dédale du palais, qui est une succession complexe de pavillons et d'espaces ouverts ayant chacun une destination précise, il existe une cour bordée d'un mur et d'un bâtiment dans laquelle le Fo, le "roi" de Batoufam réunit au moins une fois par an[148] certains guérisseurs de la chefferie. Ce lieu, dénommé la cour des guérisseurs, semble réservé à cette activité. Sont représentés sur les murs des emblèmes du pouvoir mystico-religieux de la chefferie. Ainsi figure la mygale qui est l'intermédiaire avec les esprits dans les pratiques de divination.

Afin que nous ayons un retour sur leurs pratiques, sa Majesté Innocent Nayang Toukam nous propose de les convoquer pour le lendemain matin. Six des guérisseurs ainsi distingués nous sont présentés. Aucun n'est guérisseur professionnel; ils ont abandonné leurs occupations habituelles, en agriculture pour la majorité, afin d'échanger avec nous. Le Fo restera présent pendant la réunion, et ceci peut avoir limité leur liberté de parole. Les guérisseurs resteront debout pendant l'entrevue car, disent-ils "on ne s'assoit pas devant le roi".

Le Fo nous dit être responsable de la santé de la communauté. C'est une personnalité ouverte connaissant la vie moderne[149]. Le Fo, premier médecin du royaume, maître de la religion ancestrale et dépositaire de

[147] Voyage d'étude "guérison" au Cameroun en mars 2014 (J. Barrier, D. Marchesseau, F. et L. Moulinier).
[148] Notamment en avril au moment des pluies.
[149] Après ses études, il a dû abandonner sa vie professionnelle à Yaoundé quand il a été "arrêté" c'est à dire désigné comme roi par le comité des neuf sages du royaume.

toutes les valeurs séculaires dispose d'un représentant dans cette cour des tradipraticiens. Ce notable dénommé Tessokap s'occupe de la protection du Fo, de ses épouses et enfants et du royaume. Il a pour mission de contrecarrer tout mal pouvant sévir dans le royaume et nuire aux populations.

Notons qu'il peut exister des organisations différentes dans les autres chefferies bamiléké : par exemple, à Bangoua, une association des guérisseurs *nggangkang* du lignage, le *kunggang ghâ*, dont la réunion a lieu le sixième jour de chaque semaine également dans le palais du chef. Outre les fonctions de thérapeutes, au sens large, ils doivent notamment purifier la terre avant les semailles, dans un rite secret à la tombée de la nuit (C.-H.Pradelles de Latour).

Le Fo nous explique que les guérisseurs traditionnels ont une triple mission: protéger le village lui-même, les habitants individuellement et aussi l'environnement. Cette dernière mission, d'ordre écologique, n'est pas la moindre. Pour prendre un exemple, il est constaté que le prélèvement d'écorces peut être excessif et entraîner le dépérissement de certains arbres dont l'espèce est rare. A noter qu'il existe un bois "sacré ". Dans cet espace protégé situé près du palais, il faut donc évaluer les espèces en voie de disparition, celles à replanter, reboiser et celles qui sont prohibées à la consommation.

Lors des réunions, chacun se doit d'apporter des éléments de sa production thérapeutique parfois expérimentale. Le groupe est en quelque sorte un jury[150] pour formuler un avis. Il est intéressant de noter que certains médicaments sont goûtés sur place ce qui ne permet pas de trancher immédiatement sur leurs propriétés thérapeutiques (pour vérifier leur goût, leur innocuité et leur caractère non allergisant) ?

L'idée de ce rendez-vous annuel ou pluriannuel est d'amener les guérisseurs à confronter leurs pratiques et de trouver les meilleures

[150] En France, on parlerait d'un "consensus d'experts" !

utilisations des plantes ainsi que des alternatives à des médicaments qui ont un impact sur l'environnement. Il ne s'agit donc pas d'un accueil de malades mais plutôt d'une activité de santé publique. A noter que les pathologies liées à l'eau sont fréquentes dans la cuvette de la chefferie vers laquelle convergent les ruisseaux que chaque famille pollue de par les activités quotidiennes de cuisine, de toilette et de lavage. L'eau polluée étant responsable de fréquentes maladies, le roi entreprend un programme d'assainissement et de stérilisation de l'eau alimentaire.

L'interrogatoire des guérisseurs

Il existe manifestement une hiérarchie entre eux liée à l'âge. L'expression en langue française n'est pas aisée pour tous. C'est la raison linguistique pour laquelle ce sera un homme d'âge moyen (par ailleurs tradipraticien spécialisé dans les maladies des femmes et des enfants) qui sera notre porte-parole.

Il explique que la transmission de la fonction est familiale chez les bamiléké, uniquement de père en fils. A la question "comment avez-vous été identifié comme guérisseur parmi les autres enfants, s'il existe d'autres garçons ?", il évoque une conviction, voire une révélation, telle une vision à la mort du père (rêve). La problématique d'un choix par le père ou d'une initiation est éludée[151].

Ils ont des pratiques divinatoires: les guérisseurs sont d'accord pour dire que la recherche d'une cause externe (dans l'environnement naturel ou humain, les ancêtres et Dieu) est primordiale et qu'à cet effet l'interrogatoire est important. Parmi les outils de divination sont évoqués les cauris. Ce peut être des pierres[152]. C'est surtout la mygale qui inspire le diagnostic. Dans la cour des tradipraticiens de Bafoutam, il y a une grande peinture murale figurant une mygale.

---

151 Raconter une initiation est impossible pour la plupart des peuples d'Afrique Noire.

152 Des pierres de divination sont exposées au Musée des Civilisations de Dschang.

Trouver des plantes médicinales est difficile en saison sèche. Pour ce qui concerne le ramassage d'écorces thérapeutiques, l'un des guérisseurs simule pour nous l'écorçage d'un l'arbre de la cour et explique ainsi qu'un seul côté du tronc est prélevé. A noter que la forêt sacrée (forêt primaire) qui jouxte la chefferie est encore importante et représente un lieu de cueillette privilégié ; la communauté s'efforce d'en préserver l'intégrité. La forêt sacrée est aussi le lieu où s'abritent les animaux totems[153]. Ce dernier point n'est pas approfondi dans la discussion. Le respect de la nature est pour eux essentiel et rejoint le souci écologique du roi.

Cette réunion annuelle est importante pour eux, sachant qu'ils parlent en présence et sous le contrôle du roi. Les décisions sont ensuite transmises à l'ensemble des guérisseurs de la communauté. Nos interlocuteurs considèrent qu'il s'agit d'une démarche moderne, c'est à dire d'amélioration continue d'une science qui est la phytothérapie. Ils connaissent la démarche médicale conventionnelle dans ses grands principes (ils citent la microbiologie et Pasteur…)

C'est un pratique gratuite pour les membres de la communauté. Il n'existe donc pas de salaire mais il nous a été dit par le roi que le patient peut faire un présent si la consultation a eu un effet favorable.

Sources

-*C.-H. Pradelles de Latour Le crâne qui parle Ed EPEL Paris 1997*

[153] Le totémisme, pratique millénaire dans l'humanité est ici la croyance d'une affinité entre un individu ou un groupe d'hommes et une espèce animale, végétale voire une classe d'objets. Il en ressort des rites voire une réglementation, par exemple pour les mariages.

Repère

Les "églises réveillées" et la guérison

François Moulinier

Les **églises de réveil** sont un phénomène de société en Afrique. 140 millions c'est aujourd'hui l'estimation du nombre de fidèles des églises dites réveillées sur le continent africain, chiffre considérable pour un phénomène qui, après plusieurs vagues successives n'a connu son véritable essor qu'à partir des années 1990. Prenant leurs sources dans le pentecôtisme lui-même issu de la théologie évangéliste, les églises de réveil sont des formations qui se déclarent issues du christianisme, en général inspirées par la vague du Grand Réveil (Great Awakening) du XIXe siècle aux États-Unis. Communément, ces églises ont une doctrine ou des enseignements adaptés par des pasteurs plus ou moins indépendants avec, à leur tête, des "prophètes" autoproclamés se déclarant illuminés et investis d'une mission de délivrance du peuple.

Le prophète Harris (1860-1929) aura un succès fulgurant en Afrique de l'ouest. Il déclarait : *"Je suis un prophète au-dessus de toutes religions et je suis libre du contrôle des hommes. Je ne dépends que de Dieu par l'intermède de l'ange Gabriel...* ". Les conversions au Harrisme (Liberia, Ghana et Côte d'Ivoire) ont été, à l'époque, si rapides qu'elles ont parfois inquiété les autorités...[154]

En Afrique centrale, les églises de réveil se répandent dans un contexte d'omniprésence du religieux et culturellement spécifique : la présence du divin surdétermine le monde humain et les conceptions religieuses s'expriment à travers un combat entre des forces spirituelles opposées, celles des sorciers et du diable face à celui de l'Esprit Saint. Un exemple : Zéphyrin Lassy dit Zéphyrin-les Bougies crée son église à Pointe Noire

[154] Fait partie du Conseil œcuménique des églises (1998) et est reconnue par l 'état ivoirien. Il existe une église harriste de France.

(Congo) en 1944 suite à un rêve, ordonne ses prêtres, guérit les malades et permet aux femmes stériles d'avoir des enfants[155].

Leur essor "postmoderniste" s'inscrit dans un contexte récent de crise économique et sociale accompagné d'un affaiblissement des autoritarismes classiques : état, syndicats, partis, églises classiques. Prospérant sur la base de la désinstitutionalisation et de l'individualisation du phénomène religieux, elles se démarquent des églises chrétiennes "missionnaires ", imposées et créées par les blancs critiquées pour leur laxisme et la faiblesse de l'investissement des fidèles. Il leur revient donc à eux, maintenant, de fonder leurs propres églises : plus "vraies ", plus "réelles ", plus proche de la Bible. Le mouvement des églises de réveil reprend la veine protestataire du protestantisme en "remettant la Bible au peuple" ; cette fois, ce n'est plus le prêtre que les fidèles écoutent, mais c'est la Bible qu'ils tiennent en main et lisent. Cette personnalisation de la religion est l'un des ressorts de leur succès. Ici, la parole appartient à tous. Les prêches des pasteurs s'adaptent aux événements et aux modes de vie actuels. Chacun peut témoigner, obtenir le don de guérison, ou encore la connaissance du parler en langues, quels que soient sa condition ou son statut social ; les miracles peuvent se produire.

C'est un mouvement protestataire, mais aussi un phénomène syncrétique entre les religions ancestrales et les églises des missionnaires dans les fonctions et rites d'exorcisme et de guérison.

La guérison

La maladie et la souffrance sont vues comme des obstacles à la réalisation du bien-être, perçues comme un déséquilibre entre les éléments visibles (le corps, le sang) et invisibles (l'esprit, le souffle, le cœur), chacun d'eux existant grâce aux relations avec les autres. Le rôle de l'église sera d'assurer l'intégration de l'individu au sein du groupe devenant ainsi la base de la guérison effective.

---

155 L'activité de l'église lassyste se poursuit activement au Congo avec le fils le Pasteur Antoine Lassy.

De nombreux cas de guérison ont été observés et décrits, entre autres par M.-A. Kitewo[156] ; ils concernent en particulier des maladies psychosomatiques, reconnues comme ne venant pas de Dieu : personnes ensorcelées, habitées par les esprits, la malchance. Atteintes dans leur cœur, leurs relations, leur pensée, ces personnes sont souvent considérées comme plus malades que celles atteintes dans leur corps seul (cancer par exemple). Au sein de la communauté, le croyant dévoile sa foi, il s'intègre au groupe et se libère ainsi de ses maux. Les séances de guérison sont précédées le plus souvent de séances d'exorcisme afin d'expulser les forces négatives causées par les mauvais esprits, accompagnées et suivies d'aspersion d'eau bénite, et d'imposition des mains et de prières de guérison commençant par une invocation du Saint Esprit.

Au sein des églises, les ministères de guérison sont des lieux de régénération, de prière pour la vie, fondés sur la foi en Jésus Christ, et constituent le moyen privilégié de lutte contre ce qui est considéré comme le grand fléau de l'Afrique, la sorcellerie, lieu d'émergence des perversités (haine, envie, violence, meurtre…). Le besoin de guérison individuelle est souvent fondé sur le sacrement de réconciliation qui permet de réduire, voire supprimer les tensions et conflits et de libérer l'individu de son sentiment de culpabilité par l'aveu du péché.

J. Tonda (2002) résume de manière synthétique le phénomène de guérison : "*produit par excellence des logiques individualistes propres à la situation de crise d'identité à laquelle il prétend mettre fin, le prophète tente de reconstituer la fonction totalisante du champ thérapeutique et religieux indigène […] en recomposant les fonctions du prêtre et du médecin séparées par la biomédecine et l'Église missionnaire tout en inscrivant son action dans une perspective individualisante* ".

Selon François Bingono Bingono le fait qu'"*il y a beaucoup de prestations dans ces religions de l'importation qui sont similaires aux pratiques de sacralité*

156 Religieuse née en République démocratique du Congo. Elle est membre de la Congrégation des Sœurs de Notre-Dame de Namur et a un doctorat d'anthropologie culturelle.

africaines : les rites de purification, les rites de bénédiction, les rites d'exorcisation, autant de rites pratiquement qui épousent le même cheminement que ce que l'Africain faisait dans ses religions patrimoniales" explique la ruée associée à une adhésion massive et aveugle.

En définitive, les principaux thèmes développés par les églises portent sur la destruction de la sorcellerie et les conditions pour parvenir à la prospérité. Elles tentent de lutter contre les "conditions ancestrales ", les malformations congénitales, la malchance, à travers un pasteur qui peut aussi être qualifié de leader. Considérant que seuls une Église "puissante" et des pasteurs "puissants" sont à même de nommer et de déceler toutes les maladies relatives à la guérison de la maladie "œuvre du diable ", la plupart des individus sont amenés à rechercher dans la religion, la délivrance et la protection.

Cependant, en valorisant l'entreprenariat et le succès individuel, ces réussites génèrent des accusations de sorcellerie pour celui qui se libère de la dette lignagère puisqu'ici, celui qui prospère se nourrit inévitablement des "énergies" des autres. Par conséquent, celui qui ne redistribue pas ou moins, fragilise les codes de la solidarité traditionnelle et peut se voir incriminer

Malgré, ou à cause de leur essor, ces nouvelles églises ont de nombreux détracteurs qui dénoncent, outre le florilège des dénominations "fantaisistes", les pratiques des pasteurs : séduction, théâtralisation, captage des cotisations etc.., assimilant ainsi ces églises à des sectes jouant sur la crédulité des fidèles.

Certains politiques enfin se montrent inquiets de ces mouvements incontrôlés.

Sources

-M. Soiron Fallut Rapport sur les églises réveillées et leur impact pour le ministère de la défense http www.defense.gouv.fr/.../EPS2012-

-J. Tonda La guérison divine en Afrique centrale Ed Karthala Paris 2002

-E. Deudjui La pomme d'Eve Edilivre 2014.

-F. Bingono Bingono Evu sorcier Ed L'Harmattan Paris 2009.

-M.- A. Kitewo Inculturation de la vie religieuse en Afrique in SEDOS Bulletin 26 (1994) 3-4, 79-80.

Les faux Médicaments, un fléau en Afrique (et ailleurs)

Anita Sankalé, Wilfrid Rogé

Un constat inquiétant[157]

Des médicaments sont vendus à l'unité dans de pittoresques étalages sur les marchés africains. Cette situation est une réalité dans de nombreux pays. Au Cameroun, au Kenya, au Congo comme en Côte d'Ivoire, il suffit de traverser les rues pour se rendre compte de la présence de ce fléau [158]. On les appelle "médicaments du poteau" ou "pharmacie du gazon" à Douala au Cameroun, "pharmacie par terre" au Sénégal. "En 1995, 2500 personnes sont mortes au Niger à cause d'un faux vaccin lors d'une épidémie de méningite. L'OMS a lancé récemment en 2015 une alerte sur les faux vaccins contre la méningite. En 2009, un sirop contre la toux tuait plusieurs dizaines d'enfants au Nigéria. En 2011, au Kenya 3 000 malades étaient victimes de faux médicaments antiviraux. Selon les autorités américaines, un médicament sur dix vendus dans le monde serait faux, dont des numéros de lots et des dates de péremption non conformes! Sans oublier l'apparition de résistances notamment aux antibiotiques [159]

Selon l'OMS[160] : en Afrique, près de 100 000 décès par an sont liés aux médicaments contrefaits. International Policy Network estime que les faux antituberculeux et antipaludéens sont à l'origine de 700 000 décès par an dans le monde, l'équivalent de "quatre avions gros porteurs remplis de passagers s'écrasant chaque jour ". "En Angola nous avons découvert des fausses copies de l'antipaludéen le plus vendu dans le pays. Le paludisme étant une maladie potentiellement mortelle, ces faux médicaments tuent" martèle Christophe Zimmermann ancien responsable de la lutte contre la contrefaçon et la piraterie à l'Office mondial des douanes (OMD). Certaines pharmacies de Yaoundé arborent le message : "Le médicament

---

[157] Ce thème a fait l'objet d'une conférence pendant l'exposition "arts de guérir" à Cosmopolis en 2014 par Wilfrid Rogé de l'IRACM.

[158] Houssam Ankili - Afrik.com, 23.08.2013

[159] Pierre Bienvault, l'Afrique face au fléau des faux médicaments, La Croix, 25.10.12

[160] Jocelyne Sambira – Afrique Renouveau , mai 2013, page 5

de la rue tue. La rue tue le médicament ". Hélas, cela ne suffit pas. Le coût des médicaments est un facteur déterminant pour les consommateurs africains, car la plupart en paient eux-mêmes le coût intégral. Il s'y ajoute de la crédulité : "les médecins disent que les médicaments du marché sont dangereux, mais depuis que je viens acheter, je n'ai pas encore eu de problèmes ".

La contrefaçon des médicaments, un problème nouveau?

Non ! Alertée par une conférence d'experts, l'OMS[161] organisait dès 1988 une "centrale d'information" pour observer et mesurer un problème mondial. L'Assemblée mondiale de la Santé adopte la résolution WHA41.16 qui demande au Directeur général de l'OMS d'instituer des programmes pour prévenir et détecter l'exportation, l'importation et la contrebande de préparations pharmaceutiques faussement étiquetées, falsifiées, contrefaites ou ne répondant pas aux normes. En 1995 était lancé un programme de soutien des États membres pour organiser la veille sur la qualité, l'évaluation, la lutte contre la contrefaçon des médicaments, et les mesures à adopter.

A partir de 2000, l'intensification du commerce international par internet amplifiait le problème dans les pays dits développés ou occidentaux, mais le manque de consensus entre les États membres empêchait l'adoption d'une convention internationale sur les médicaments contrefaits, Un "partenariat international" pragmatique sous l'égide de l'OMS a été choisi.

Des comités nationaux ont mené leur combat, citons la Côte d'Ivoire. La stratégie répressive adoptée par le Nigéria[162] de 2001 à 2005 semble avoir fourni de moins bons résultats que celle de la Tanzanie et du Ghana consistant à former, réglementer et homologuer les vendeurs de

161 Dr Jean-Marie Trapsida, OMS/AFRO, Brazzaville, Communication "Rôle et stratégies de l'OMS dans la lutte contre les faux médicaments ", Table ronde de Ouagadougou 27-29 septembre 2011

162 Jocelyne Sambira – Afrique Renouveau, mai 2013, page 5

médicaments en situation irrégulière plutôt qu'interdire leurs activités. L'Afrique du Sud a instauré un système de contrôle performant des importations, grâce à l'industrie pharmaceutique nationale qui tient à préserver son marché[163].

Dès 2005 certaines firmes pharmaceutiques internationales ont d'ailleurs conduit des actions de surveillance sur le terrain des marchés illicites. A cet effet le laboratoire Sanofi avait recruté un ancien préfet directeur central de police judiciaire[164] à la tête de l'Institut de Recherche Anti Contrefaçon des Médicaments (IRACM), que ce laboratoire a contribué à mettre en place.

En 2006, l'OMS organise une grande conférence internationale au cours de laquelle la communauté mondiale reconnaît la contrefaçon de médicaments comme une "infraction criminelle vile et grave qui met en danger des vies humaines et sape la crédibilité des systèmes de santé.

En novembre 2010 se tient la 92ème session du conseil des ministres ACP (Afrique Caraïbes Pacifique). Une résolution est adoptée portant sur la lutte contre la production et la commercialisation des faux médicaments et encourageant la mise en place et le renforcement des actions de lutte contre le faux médicament.

L'Office des Nations-Unies contre la drogue et le crime (ONUDC) créé en 1997 est l'une des organisations qui luttent sur le terrain contre les fraudes liées aux médicaments[165]. Il retient le terme consensuel de **"médicaments frauduleux"** qui permet d'éviter les débats liés à la terminologie. Il a un rôle stratégique et a défini les axes de lutte suivants :

- action et plaidoyer politique,

---

163 Jocelyne Sambira – Afrique Renouveau, mai 2013, page 5

164 Et 2 Pierre Bienvault, l'Afrique face au fléau des faux médicaments, La Croix, 25.10.12

165 Pierre Lapaque, ONUDC, Communication "Stratégies de l'ONUDC en matière de médicaments contrefaits", Table ronde de Ouagadougou 27-29 septembre 2011

- plaidoyer institutionnel en direction des organes législatifs, en vue d'une collaboration inter services,
- action préventive d'information, harmonisation, réglementation et sécurisation dans la chaîne du médicament, prônant l'importation par des importateurs agréés, et limitant le nombre de points d'entrée par pays,
- action répressive coordonnée fondée sur la criminalisation du trafic des faux médicaments.

Le 12 octobre 2009 était lancé "l'appel de Cotonou "[166], à l'initiative du Président Jacques Chirac, contre le trafic de médicaments, pacte politique signé aujourd'hui par 34 états. Puis "la résolution de Montreux ", en octobre 2010, soutenait l'initiative de Cotonou. Lors du 13ème sommet de la francophonie, signée par une quarantaine de chefs d'Etat et de responsables politiques ou d'organisations internationales, une résolution contre les faux médicaments est adoptée. En septembre 2011 était organisée à Ouagadougou la table ronde "Une action conjointe contre les faux médicaments, en Afrique de l'Ouest" avec la collaboration du Ministère français des Affaires étrangères et européennes, du Ministère de la santé du Burkina Faso, de l'Organisation Ouest Africaine de la Santé (OOAS), de l'Union Economique et Monétaire Ouest Africaine (UEMOA), et de partenaires techniques et financiers. La table ronde avait pour but la mise en place d'une nécessaire plateforme de coordination des interventions. Outre un état des lieux indispensable, elle a démontré la nécessité de relever le niveau de conscience sanitaire des populations et de travailler à l'accessibilité financière aux médicaments, en lien avec les ordres professionnels. Cette table ronde a plaidé pour l'adoption de bonnes pratiques dans l'approvisionnement, pour l'harmonisation des politiques règlementaires pharmaceutiques ainsi que pour l'assurance qualité des médicaments.

Dans la lutte contre les faux médicaments elle a retenu :

---

166 Pr. Marc Gentilini, Délégué général de la Fondation Chirac, Communication «Appel de Cotonou et Résolution de Montreux", Table ronde de Ouagadougou 27-29 septembre 2011

- la Convention Médicrime du Conseil de l'Europe[167] du 8 décembre 2010 et ouverte à signature le 28 octobre 2011, est le premier instrument pénal de lutte contre la criminalité pharmaceutique
- la coopération du réseau franco-africain des laboratoires avec l'Afssaps[168] devenue Agence Nationale de Sécurité du Médicament et des produits de santé (ANSM).
- la formation pluridisciplinaire dispensée par l'IRACM, aux personnels de santé,
- la proposition de l'OMD de remplir un rôle majeur contre le trafic des faux médicaments, en coopérant avec les services techniques et en disposant de textes juridiques simples et applicables par les services de douanes locaux.
- enfin elle a entendu les entreprises privées "actrices de la lutte contre les faux médicaments" : LEEM[169], pour le contrôle qualité des médicaments, Sanofi, GlaxoSmithKline, Merck, proposant leur stratégie et leur appui, MPedigree pour la certification des médicaments par SMS[170].

La table ronde de Ouagadougou a conclu sur des recommandations et un plan d'action.

En décembre 2011 débute la 20ème session de la Commission pour la prévention du crime et la justice pénale. Les Nations Unies adoptent la résolution 20/6 définissant le rôle de l'Office des Nations Unies contre la Drogue et le Crime (l'ONUDC) dans la lutte contre les médicaments frauduleux.

On peut également rappeler le plaidoyer de l'IRACM avec des premières Dames africaines lors de la déclaration de Niamey de novembre

---

167 Médicrime : la convention internationale élaborée par le Conseil de l'Europe constitue, pour la première fois, un instrument juridique contraignant dans le domaine du droit pénal en criminalisant la contrefaçon mais aussi la fabrication et la distribution de produits médicaux mis sur le marché sans autorisation ou en violation des normes de sécurité.

168 AFSSAPS : Agence française de sécurité sanitaire des produits de santé.

169 LEEM : Les entreprises du médicament.

170 MPedigree, société implantée au Ghana : pour certifier un médicament le patient envoie par SMS le code présent sur l'emballage du médicament et reçoit une réponse immédiate sur l'authenticité du produit.

2013 afin notamment de favoriser l 'adoption de lois considérant le marché des "faux médicaments comme un crime contre la sécurité humaine "

Le 13 décembre 2013, sur une initiative d'Interpol, la toute première conférence africaine sur la criminalité pharmaceutique s'est tenue à Addis-Abeba, en Éthiopie. Sa déclaration finale affirme la volonté des 20 pays représentés de renforcer la lutte contre la contrefaçon de produits médicaux.

Des opérations internationales

Deux grandes organisations internationales ont œuvré d'une part pour former mais également saisir les médicaments contrefaits : l'OMD et INTERPOL.

Depuis, les opérations conjointes et successives menées dans les grands ports maritimes d'Afrique, ont été productives : en 3 ans l'OMD et l'IRACM, agissant de concert, disent avoir intercepté 756 millions de produits illicites en Afrique, au cours des opérations VICE Grips, Bileya 1 et 2.

En 2014, l'opération "Bileya 2" menée simultanément dans 14 pays d'Afrique a ainsi permis une saisie record. En 10 jours : 113 millions d'antalgiques illicites et faux (32%), anti-inflammatoires (17%), antituberculeux (17%) et antibiotiques (5%) en provenance de Chine ou d'Inde ont été découverts en grande partie dans les ports du Bénin, de la Tanzanie et de la République du Congo.

Cependant, Ashifi Gogo, directeur général de Sproxil, société de protection des marques pour les marchés émergents explique "qu'il ne s'agit pas seulement d'un problème de médicaments produits en Orient et expédiés en Afrique ". A son avis, il y a également une montée en puissance des fabricants africains de faux médicaments[171]. En Tanzanie,

---

[171] Jocelyne Sambira – Afrique Renouveau, mai 2013, page 5

en octobre 2012, une usine est fermée pour contrefaçon d'antirétroviraux, à savoir des médicaments utilisés notamment pour le traitement du VIH. En Guinée en juillet 2015, saisie de sirops fabriqués clandestinement dans les quartiers de Conakry. En Afrique Australe en août 2015, trois usines clandestines fabriquant des faux médicaments ont été fermées au cours de l'opération Giboia II conduite par INTERPOL.

Selon l'IRACM, les indicateurs montrent que le trafic des faux médicaments est en progression continuelle. Il est urgent de remonter les filières. Ce qui s'avère difficile.

Ainsi, selon le responsable de l'OMD, "depuis quelques temps les autorités douanières chinoises se sont engagées de façon plus active dans la lutte contre la production de faux médicaments, tout en restant concernées. Et très vite, les trafiquants se sont déplacés vers des pays satellites. Il est très difficile de remonter les filières car le plus souvent ces médicaments sont fabriqués dans des micro-usines, des petites structures hébergées dans des maisons, des appartements ou des caves, qui tournent 24h sur 24 "[172].

INTERPOL a réalisé de nombreuses opérations régionales avec les autorités locales pour saisir de faux médicaments.

L'Afrique, seule concernée ?

Selon l'OMS plus de 50% des médicaments proposés à la vente sur des sites internet seraient des contrefaçons. Le trafic postal est le principal moyen d'expédition, par courrier et service express, utilisé dans près de 20% des cas.

En juin 2014 PANGEA VII est une opération d'envergure internationale, organisée par Interpol, qui visait plus particulièrement la cybercriminalité pharmaceutique[173], a permis la fermeture de plus de

---

[172] Pierre Bienvault, l'Afrique face au fléau des faux médicaments, La Croix, 25.10.12

[173] Opération Pangea VII

10 000 sites illégaux de commerce électronique de médicaments dans le monde.

En 2013 les résultats des douanes européennes aux frontières, rapportés par l'IRACM, indiquent : "les faux médicaments sont toujours l'une des principales contrefaçons dans la région. Les pays d'origine de ces faux médicaments sont la Chine (65%), l'Inde (22%) et la République tchèque (5%) ". Les résultats de 2014 démontraient que le faux médicament était pour la cinquième année, le premier produit saisi dans le trafic postal et le troisième produit saisi aux frontières de l'Union.

En France la vente de médicaments sans ordonnance sur internet est autorisée depuis 2012. Seul l'achat de médicaments sur un site internet autorisé par l'Agence régionale de santé garantit la qualité et la sécurité du médicament. La liste des pharmacies françaises autorisées à vendre des médicaments sur internet est consultable sur les sites du Ministère des affaires sociales et de la Santé ainsi que du Conseil de l'ordre national des pharmaciens[174].

Depuis 2015, doit figurer un logo officiel d'accréditation sur tous les sites européens de vente en ligne de médicaments agréés, dont les sites français.

Origine de cette nouvelle forme de criminalité

Les faux médicaments sont, selon l'IRACM, le nouveau créneau privilégié de la criminalité organisée. 30% des revenus du crime organisé proviennent de la contrefaçon, soit probablement autour de 270 milliards de dollars. Les médicaments falsifiés rapporteraient 25 à 45 fois plus d'argent que le trafic de fausse monnaie et d'héroïne !

Actuellement Internet ouvre l'accès des faux médicaments à toutes les populations du monde. Le danger est réel, extrêmement grave et croissant.

---

174 Liste des pharmacies autorisées à vendre des médicaments sur internet, par les Agences régionales de santé (ARS)

Internet est devenu un outil d'achat incontournable, en France et dans le monde. L'achat de produits sur le net est attractif pour les consommateurs de par leur coût modéré. Mais le site internet consulté peut abriter des trafiquants, de faux pharmaciens comme des pharmaciens tout à fait habilités à la vente en ligne. Ce qui ramène le débat notamment à la nécessité de relever le niveau de conscience sanitaire des populations ! Ceci est valable universellement.

Remerciements

Aux auteurs qui ont accepté de livrer un texte. Aux autres spécialistes en anthropologie et ethnographie africaine, pour les avoir validés et nous avoir conseillé (notamment Alain Eppelboin, Andras Zempleni, Alain-Michel Boyer, S Bouznah, etc.), Aux relecteurs des textes. Aux conférenciers car la plupart sont dans le sommaire de ce livre, à l'exception d'Aurélie Pierre et François Raffi qui nous avaient exposé la stigmatisation liée au VIH au Congo, et à Véronique Huqueleux pour les problèmes de santé des migrants africains.

Sachant que ce livre est l'aboutissement d'une exposition sans laquelle il n'aurait jamais été rédigé, nous adressons aussi nos remerciements :

À l'agglomération de Nantes, notamment Patrick Rimbert, à l'espace international COSMOPOLIS dirigé par Carole Reux et son équipe. A l'Université de Nantes (Facultés de Médecine et de Sciences Pharmaceutiques), au Centre Hospitalier Universitaire. A l'Université Catholique de Louvain et le Pr Jean-François Denef, pro-recteur et aussi Président de la SIFEM (Société internationale Francophone d'Education Médicale), qui ont accueilli en second l'exposition en Belgique. A l'Université de Tours, qui a pris le relai, notamment le Pr Jacques Chandenier et Sandrine Leturcq. Aux autres organisations et institutions qui nous ont soutenus, l'association Casa Africa Nantes et son Président Alfred Gambou, à Détours des mondes et sa Présidente Martine Pinard, A la CIDMEF (Conférence Internationale des doyens et des Facultés de médecine d'Expression Française) dirigée par Jean-Claude Rolland et dont le Président Fondateur est André Gouazé.

Au Musée de la médecine de l'Université Libre de Bruxelles, dirigé par Thierry Appelboom pour le prêt de ses pièces de guérison, au Musée Dobrée de Loire-Atlantique notamment Gildas Salaün pour le prêt des talismans, au Musée Africain de Lyon notamment Merja Laukia et Pierre Boutin conservateur, à l'association des Amis du Musée notamment Chantal Delrœux, à la Société des Missions Africaines.

À la maison d'édition Plon (collection Terre Humaine) et Jean Malaurie qui a été le parrain de l'exposition, à la Croix Rouge Française pour la réalisation d'un poster grâce au Dr Simon, à la Route des Chefferies. (Sylvain N'Djaché), à Y Etiembre notre "expert maison" et son blog Regard Eloigné.

Surtout à l'ensemble des collectionneurs sans lesquels rien n'aurait été possible, et dont la plupart a souhaité conserver l'anonymat. Vous nous excuserez de n'en citer aucun pour cette raison. A Patrice et Monique Massebœuf pour la scénographie et l'animation de la sélection des pièces.

A l'Agence Henri 8 dirigée par Pierre-Henri Freyssingeas qui nous aide avec une amitié sans faille dans les méandres de la communication.

À Morgane Barrier pour le montage du film de Philippe de Grissac sur la consultation *tipanti* chez les Somba, à Jean-Luc Vénisse pour le prêt du film Sandoz sur Collomb à Dakar, à Raymond Saulnier pour la couverture médiatique dans la presse régionale, à la Revue Tribal qui a annoncé l'exposition. A Françoise Barrier qui a convoyé des pièces depuis la Belgique. A Tawat Mama qui a été notre guide au Cameroun et fait rencontrer les guérisseurs des peuples douala, bamiléké et bamoun.

Au comité d'organisation et conseil d'administration du MUVACAN, aux différents coordinateurs, animateurs et installateurs de l'exposition qu'il serait trop long de tous nommer.

À Gyslhaine Jouin pour la mise en page de cet ouvrage, François Perrier pour le catalogue, Thomas Jovelin pour la mise en scène du site internet, et Christian Saintvanne pour les photographies des pièces et des salles d'exposition.

Merci enfin aux personnalités qui ont accepté de parrainer cette manifestation, Jean Malaurie, Tobie Nathan, Dominique Sewane et Gérard Voisin.

Présentation des auteurs

Par ordre alphabétique

Jacques Barrier est professeur émérite de médecine interne à l'Université de Nantes. Il a également une formation de recherche en sciences humaines et sociales. Il sillonne le monde francophone, notamment africain, depuis plus de trente ans pour des missions pédagogiques auprès des facultés de médecine, en tant que consultant CIDMEF et OMS. Ceci l'a amené à s'interroger sur le sens des pratiques de soins en Afrique. Il est Président du Musée Vivant des Arts et Civilisations d'Afrique à Nantes (MUVACAN), association dont l'objectif est le dialogue interculturel et la lutte contre les stéréotypes. Les activités du MUVACAN sur centrées sur la conception d'expositions itinérantes thématiques qui seront le corps d'un musée virtuel.

François Bouffard est un collectionneur parisien éclectique d'art et d'objets ethnographiques africain. Il se passionne pour l'Afrique dès son enfance par le biais de la revue "La faune ", il découvre ses premières pièces à l'âge de 11 ans par sa grand -mère qui lui offre 2 couteaux de jet du Zaïre. Il a séjourné 2 ans au Sénégal. Sa passion l'a amené à tenir une galerie d'art africain "out of..." à Paris, rue Hermel pendant 4 ans (2002 -2006), mais doit se rendre à l'évidence qu'il est plus collectionneur que vendeur. Il a prêté ses artefacts au MUVACAN avec enthousiasme afin de participer au développement des connaissances sur l'histoire de l'Afrique.

Pierre Boutin, conférencier, prêtre des Missions Africaines, ethno-linguiste, ancien Directeur du Musée Africain de Lyon, spécialiste du peuple senoufo chez lequel il a vécu de nombreuses années. Réside à nouveau à Korhogo (Côte d'Ivoire).

Alain-Michel Boyer est agrégé de l'Université, diplômé de sciences politiques et d'anthropologie. Fulbright Scholarship (Harvard University). Doctorat et HDR à la Sorbonne. Après avoir enseigné dans plusieurs universités américaines, il est professeur à l'Université de Nantes. Nombreux séjours de recherche en Côte d'Ivoire, Mali, Ghana, Zimbabwe, Tanzanie, etc. Collabore régulièrement pour des catalogues d'exposition avec le Musée du Quai Branly, le Musée Dapper et le Musée

Barbier - Müller de Genève. A publié une vingtaine de livres, dont *Les Arts d'Afrique* (Hazan, 2005), *Le Corps africain* (Hazan, 2007), *Baule* (5 Continents, 2008), *Le Sacré, le secret : les Wan, les Mona et les Koyaga de Côte d'Ivoire* (Hazan, 2011) et, en collaboration avec Michel Butor, *L'Homme et ses masques* (Hazan, 2005). Il est président honoraire du Conseil scientifique du MUVACAN.

Philippe de Grissac ancien enseignant, engagé dans la protection de la nature depuis plus de 40 ans, est actuellement, entre autres, vice-président de la Ligue de Protection des Oiseaux (LPO France) et du Conservatoire du Littoral. Ses voyages naturalistes et ornithologiques l'ont maintes fois conduit en Afrique sub-saharienne et australe. Il est Membre de l'association Koutammarikou qui œuvre dans des villages du Pays somba au Bénin. Co-auteur de l'ouvrage "Carnets de Tanzanie" (1995) avec le peintre Denis Clavreul et Guillemette de Grissac. En 2011, il produit le film "Veilleur du Lagon ", réalisé par Oliver Dickinson, sur Mayotte. La protection de la nature n'étant pas dissociable de la rencontre avec les hommes et leurs cultures, il est tout naturellement vice-président de l'association MUVACAN.

Yvan Etiembre , conférencier, est philosophe et vice-président du Conseil d'administration de l'association MUVACAN. Passionné d'anthropologie et d'études des cultures traditionnelles, il a fondé il y a quelques années le site REGARD ELOIGNE dans un esprit de partage et de gratuité des savoirs. Le site est lu dans plus de 90 pays, surtout en Europe, Afrique et Amérique. Plus de 300 articles ont été ainsi consacrés à la pensée de peuples souvent méprisées, ou persécutés, comme les Amérindiens, les Inuits, Aborigènes d'Australie, Lapons ou Bushmen. S'y ajoutent des monographies de grands voyageurs, tels Jean Malaurie, Bruce Chatwin ou Nicolas Bouvier; enfin des études de grands faits ou d'archétypes culturels comme la négritude, le vodun, le carnaval ou le masque. Ces travaux veulent souligner l'importance de l'Altérité dans la connaissance de nous-mêmes, ainsi que la créativité culturelle et la sagesse du territoire des peuples étudiés. Y. Etiembre a donné une conférence sur le Système de Pensée vodun dans le cadre de l'exposition sur les Arts de Guérir. Les peuples Fon, Ewé, Yoruba de l'Afrique de l'ouest ont un système de pensée, propre à baliser le chaos des vies singulières et à y remédier en le rapportant à un "ailleurs" ou un invisible.

Robert Feiss , conférencier, est psychiatre à Paris, président de l'association IBI SO destinée à soutenir l'activité des tradipraticiens en santé mentale du Pays Dogon (Mali), association qui a permis la construction de plusieurs bâtiments de soins traditionnels. Depuis plus de 10 ans, il a tissé des liens forts avec les intervenants locaux et a réalisé en 2011 un film documentaire sur l'intérêt de ce patrimoine médical en Afrique et la nécessité de développer l'accès à l'eau face à la progression de la sécheresse sahélienne.

Rémi Fruchard a effectué son service national en tant que médecin coopérant à l'hôpital de Korhogo dans le nord de la Cote d'Ivoire en 1975. Pendant son séjour, il s'est beaucoup intéressé à la littérature orale, a recueilli de nombreux contes, chants de funérailles, et des témoignages sur des rites d'initiation. Il est retourné à plusieurs reprises dans son village où il a vécu 8 mois pour poursuivre ses recherches sur les traditions orales et a été initié au Poro et au Sandoho.

Valérie de Galembert Le Nghiem est historienne de l'art spécialisée dans les arts d'Afrique, Elle a grandi en Afrique et y est retournée avec l'association humanitaire Médecins Du Monde. Elle est l'auteur d'un mémoire sur les piliers sculptés du Cameroun occidental. Dans le cadre de ses recherches sur la statuaire thérapeutique, et en tant que membre de l'association Détours des Mondes, elle a participé avec la présidente Martine Pinard au comité scientifique de l'exposition "arts de guérir en Afrique traditionnelle" du MUVACAN.

Alfred Romuald Gambou, conférencier, ancien professeur de philosophie à Brazzaville, est Maître de conférences en Philosophie et en Sciences de l'éducation, chercheur associé au laboratoire du CREN, formateur à l'ESPE, Université de Nantes et enseignant à l'Université Catholique d'Angers. Il est aussi président de l'association Casa Africa Nantes, association qui a pour objectif de promouvoir à Nantes, son agglomération et dans la région Pays de la Loire, tout ce qui a un lien de loin ou de près avec l'Afrique et les mondes francophones, et ce, aussi bien sur le plan artistique, culturel, économique, intellectuel que sur celui du développement dans tous ses aspects. L'enjeu ici est de penser et de faire de l'intercompréhension, de l'interculturalité un vecteur de cohésion sociale, et donc du vivre ensemble.

Olivier Grovel, conférencier, Professeur à l'UFR des Sciences Pharmaceutiques et biologiques, Vice-Doyen à la recherche, enseignant, entre autres, en pharmacognosie, phytothérapie, chimie extractive industrielle, plantes toxiques, membre du groupe de recherche MMS-EA 260 (Mer Molécules Santé), responsable d'un Diplôme Interuniversitaire de Phytothérapie.

Marc Jousset , Ingénieur Agronome, a été coopérant dans le domaine du développement rural pendant une dizaine d'années en Afrique de l'Ouest et en Egypte (de 1976 à 1989). Il a découvert et été fasciné par l'art lobi pendant son séjour en Côte d'Ivoire au début des années 80, époque où beaucoup d'objets lobi arrivaient sur le marché d'Abidjan. Il est collectionneur d'art premier africain et membre du conseil d'administration du MUVACAN.

Patrick Knipper, conférencier, est médecin spécialiste en chirurgie plastique. Il est président d'Interplast-France / Chirurgie sans Frontières, ONG de chirurgie réparatrice dans les pays en voie de développement. Ses publications sont accessibles sur son site internet : knipper.fr. Au cours des nombreuses missions dans différents pays, il a développé trois orientations : - la chirurgie plastique nomade pour répondre aux besoins des populations les plus éloignées, - l'ethno-chirurgie pour une prise en charge plus globale du patient en unissant la chirurgie à la médecine traditionnelle, - et la chirurgie esthétique humanitaire où la fonction esthétique peut redonner la vie voire la sauver dans certaines populations plus traditionnelles.

Florent Morio est Maître de Conférences des Universités en Parasitologie - Mycologie à l'Université de Nantes et Praticien Hospitalier. A côté de ses missions d'enseignement et de recherche, il s'intéresse à l'art primitif africain. Cette passion, nourrie de séjours en Afrique et de contacts réguliers avec des collectionneurs concerne aussi bien la fonction de ces objets ethnographiques que leur expression artistique. Il est membre du conseil scientifique du MUVACAN.

François Moulinier est secrétaire du Muvacan. Il a effectué des déplacements en Afrique, plus particulièrement au Gabon et au Cameroun en pays Bamiléké où il a pu rencontrer des guérisseurs, dialoguer avec des chefs traditionnels et visiter des églises réveillées. Observateur attentif de l'évolution des civilisations, il voit dans les échanges interculturels qu'il cherche à développer, un facteur déterminant pour l'avenir de nos sociétés.

Ndeye Ndiaye est d'origine sénégalaise, du peuple lébou, résidant en France depuis 10 ans. Ele est petite fille d'une guérisseuse.

François Perrier est membre du conseil d'administration du Muvacan, responsable du catalogue de l'exposition "arts de guérir ". Par son métier de géologue, a parcouru de nombreuses régions d'Afrique. Les missions d'études et de réalisation de travaux l'ont conduit à se spécialiser sur les aspects environnementaux et sociaux générés par les grands projets d'infrastructures : protection des milieux naturels, patrimoine culturel et archéologique, peuples autochtones, protection sanitaire et sociale… Dès le début de ces voyages est née la curiosité ethnographique des populations rencontrées, complétée par des recherches bibliographiques et illustrée par la collecte d'objets traditionnels recueillis sur place.

Wilfrid Rogé, conférencier, est directeur Adjoint de l'IRACM (Institut International de Recherche Anti-Contrefaçon de Médicaments) à Paris, seul organisme international indépendant qui a pour vocation exclusive de lutter contre la contrefaçon et falsification de médicaments par l'information, la prévention et la formation.

Anita Sankalé, conférencière, médecin de santé publique à Nantes, issue d'une famille médicale franco-sénégalaise, a conservé des liens étroits et un intérêt profond pour la culture et les pratiques en santé au Sénégal. Membre du bureau du Muvacan, elle est impliquée depuis 10 ans dans des associations qui soutiennent au plus près du terrain une zone déshéritée du Sénégal (commune de N'Diaganiao) dans les domaines de la promotion des femmes, de la santé et de l'éducation.

Martin Sanou, originaire du Burkina Faso est chirurgien-dentiste, docteur en santé publique et informatique biomédicale. Il est actuellement attaché à la faculté de chirurgie dentaire de l'université de Nantes. Il a notamment travaillé sur les modèles de représentations des effets indésirables des associations des antirétroviraux (médicaments contre le SIDA) et sur les méthodes de communication entre la médecine traditionnelle et la médecine conventionnelle dans la prise en charge de la douleur en odontologie.

Pierre Saulnier, prêtre des Missions Africaines, a séjourné au Dahomey (Bénin) de 1962 à 1975 ; il a obtenu son doctorat de troisième cycle à l'Ecole des Hautes Etudes en Sciences Sociales de Paris avec une étude sur le vodun Dan. Puis il a travaillé en Centrafrique de 1977 à 1997, où il s'est intéressé en particulier à la vision de la maladie et de la guérison dans les sociétés traditionnelles centrafricaines.

L'Afrique aux éditions L'Harmattan

Dernières parutions

AFRICANOLOGIE
Ébauche d'une discipline scientifique
Shamuana Mabenga Jonas
Préface d'Elikia M'Bokolo - Postface de Pèlerin Kimwanga Nkeny
L'auteur, avec cet ouvrage, ambitionne la naissance d'une science, l'africanologie. L'ouvrage est étonnamment riche en enseignements sur l'Afrique, les Afriques et les Africains. À la fois objet de recherche et matière d'enseignement, l'africanologie contribuera à former les nouvelles générations africaines et, en dehors de l'Afrique, les vrais partenaires de ce vaste continent.
(Harmattan RDC, 39.00 euros, 422 p.)
ISBN : 978-2-343-12447-6, ISBN EBOOK : 978-2-14-004149-5

RELATIONS INTERNATIONALES CONTEMPORAINES
Mythes, manipulations et réalités
Djiena wembou Michel-Cyr, Fall Daouda
Démocratie, transparence du processus électoral, terrorisme, alternance au pouvoir dans le tiers monde, axe du mal, islamistes, droit international, accord de partenariat économique, changement climatique, prolifération nucléaire, justice internationale, droit ou devoir d'ingérence humanitaire, que signifient exactement ces mots aujourd'hui ? Comment établir la frontière entre la vérité et la manipulation dans l'analyse des phénomènes internationaux ? Ce livre tente d'apporter des réponses claires et précises afin de mettre les clés de compréhension du monde contemporain à la disposition de tous.
(Coll. Études africaines, 43.00 euros, 490 p.)
ISBN : 978-2-343-12188-8, ISBN EBOOK : 978-2-14-004091-7

INTRODUCTION AUX RELATIONS INTERNATIONALES
Bamba Mamadou
Mamadou Bamba propose ici d'expliquer la controverse doctrinale autour de la définition des relations inter-nationales. Courant réaliste, de l'interdépendance, ou courant marxiste, sont autant d'approches différentes qui font émerger la complexité à appréhender les dynamiques sur la scène internationale, et surtout tentent d'y apporter les réponses adéquates. Face à un monde en permanente évolution, le choix des matériaux et des outils utilisés par les experts sont cruciaux pour l'analyse de ces relations.
(21.50 euros, 198 p.)
ISBN : 978-2-343-12538-1, ISBN EBOOK : 978-2-14-004369-7

UNE MONNAIE UNIQUE POUR L'AFRIQUE DE L'OUEST
Pourquoi, comment et quand ?
Bakoup Ferdinand, Ndoye Daniel - Préface de mohamed Ben Omar Ndiaye
Les auteurs tentent d'éclairer le débat sur la monnaie unique en Afrique de l'Ouest en procédant à un réexamen de l'opportunité, du rythme et des modalités souhaitables de l'intégration monétaire ouest-africaine. L'ouvrage examine aussi l'économie politique d'un tel projet et formule des recommandations à l'attention des parties prenantes.
(Coll. Études africaines, 26.50 euros, 254 p.)
ISBN : 978-2-343-12456-8, ISBN EBOOK : 978-2-14-004210-2

LE SERVICE PUBLIC MARCHAND EN AFRIQUE ET DANS LE MONDE
Rigobert Akoulabo
Le service public marchand a été longtemps le pilier de l'économie de tout État, de l'Occident à l'Afrique. Du fait qu'il soit marchand, le service public est soumis aux règles de la concurrence, soumises elles-mêmes à certaines dérogations. Le système d'arbitrage opte pour une certaine harmonisation des systèmes juridiques en Europe et en Afrique.
(Harmattan Congo-Brazzaville, 14.50 euros, 130 p.)
ISBN : 978-2-343-10354-9, ISBN EBOOK : 978-2-14-004343-7

CHANGEMENTS DE L'OCCUPATION DES TERRES ET NÉCESSITÉ DE L'AMÉNAGEMENT DU TERRITOIRE À L'ÉCHELLE LOCALE EN AFRIQUE SUBSAHARIENNE
Cas de la commune de Djidja au Bénin
Arouna Ousséni
Les changements de l'occupation des terres en Afrique subsaharienne sont de plus en plus caractérisés par la déforestation et la dégradation des forêts. L'objectif de ce livre est d'évaluer les changements spatiotemporels de l'occupation des terres et leurs implications dans l'aménagement du territoire dans le contexte actuel des changements climatiques.
(23.50 euros, 230 p.)
ISBN : 978-2-343-11869-7, ISBN EBOOK : 978-2-14-004350-5

DU FOSTERAGE À L'ADOPTION PLÉNIÈRE
L'adoption des enfants de la pouponnière d'Adjamé (Abidjan, Côte d'Ivoire)
Kouadio Edwige
Dans les sociétés africaines traditionnelles, le fosterage (ou confiage) est une pratique sociale et culturelle qui consiste à confier temporairement ou durablement un enfant à un tiers digne de confiance. De fait, le fosterage permet de comprendre que la parentalité met surtout en évidence la notion de responsabilité, au sens anthropologique et pas seulement légal du terme. L'objectif de cette étude est de partir de la pratique traditionnelle du fosterage pour comprendre les pratiques de soutien à l'enfant que sont l'accueil dans les pouponnières et l'adoption plénière.
(Coll. Études africaines, série Sociologie, 24.00 euros, 236 p.)
ISBN : 978-2-343-12231-1, ISBN EBOOK : 978-2-14-004129-7

EXCISION, MARIAGES D'ENFANTS, DROITS SEXUELS ET REPRODUCTIFS
Socioanalyse d'une dialectique des normes
Camara Cheikh Moussa
Cet ouvrage jette un regard sociologique sur ces phénomènes à travers le prisme des rapports dialectiques, voire conflictuels entre les normes sociales et les normes légales qui les justifient, les confortent ou les remettent en cause. Cette socioanalyse apporte un éclairage sur la complexité de ces phénomènes de société d'une grande sensibilité dans un contexte socio-culturel africain, leurs relations avec la loi, les droits humains et l'idéal de liberté individuelle ainsi que sur les mutations sociales relatives aux effets des TICs sur les mœurs sexuelles.
(Harmattan Sénégal, 15.50 euros, 140 p.)
ISBN : 978-2-343-12587-9, ISBN EBOOK : 978-2-14-004164-8

PHILOSOPHIE ET SOCIOLOGIE DE L'ÉDUCATION ENSEIGNÉES DANS LES ÉCOLES NORMALES D'INSTITUTEURS
Kamaha Yolande Angèle - Préface de Pierre Fonkoua
Afin d'améliorer la qualité des contenus scientifiques, développer davantage de compétences professionnelles et contribuer au déploiement d'une formation de qualité dans les Écoles normales d'instituteurs de l'enseignement général (ENIEG) du Cameroun, ce livre apporte des éléments de réponse aux questions suivantes : quels contenus scientifiques faut-il sélectionner ? Comment mobiliser les ressources de l'approche par les compétences ? À quelles activités d'intégration faut-il soumettre les futurs instituteurs et institutrices et quels projets faut-il amener à entreprendre ?
(Harmattan Cameroun, 25.50 euros, 254 p.)
ISBN : 978-2-343-12634-0, ISBN EBOOK : 978-2-14-004348-2

LA RÉUSSITE SOCIALE : UNE MISSION PERSONNELLE
Leçons pour une renaissance africaine par les valeurs
Diabaté Touré Ténin - Préface de S.E. Lambert Amon-Tanoh
Cet ouvrage nous invite à prendre le pari de fuir tout ce qui peut modifier notre personnalité dans un sens défavorable. Mais il ne suffit pas de se débarrasser de mauvaises habitudes qui détruisent notre personne. Il faut chercher à remplir notre vie de tout ce qui sera de nature à l'élever, à en faire une école, afin d'aboutir à notre épanouissement personnel par des enseignements tirés de la vie, dont celle de grands sages africains.
(Harmattan Côte-d'Ivoire, 24.50 euros, 244 p.)
ISBN : 978-2-343-12742-2, ISBN EBOOK : 978-2-14-004385-7

L'IMMATÉRIEL ET LE DROIT OHADA DES SAISIES
Assontsa Robert - Avec la collaboration de Cédric Tinke
Préface d'Isidore Léopold Miendjiem
L'immatériel constitue aujourd'hui l'une des thématiques les plus intéressantes de l'univers juridique. Ce livre interroge l'opérabilité du droit de gage général vis-à-vis des valeurs immatérielles et l'aptitude du droit OHADA des saisies à appréhender ces biens dépourvus de toute consistance physique.
(Harmattan Cameroun, 22.50 euros, 220 p.)
ISBN : 978-2-343-12008-9, ISBN EBOOK : 978-2-14-004140-2

ÉCLAIRAGE SOCIOLOGIQUE SUR QUELQUES NOTIONS CANONIQUES DE LA SCIENCE POLITIQUE
Vangu Ngimbi Ivan
Face au caractère intimidant des faits politiques et en raison de sévères approximations dont ils font souvent l'objet, aussi bien de la part des étudiants, des acteurs politiques que des professionnels des médias, il était opportun que les concepts canoniques de la science politique soient explicités de manière limpide afin de les rendre plus intelligibles et accessibles à un large public. C'est l'exercice auquel s'est livré l'auteur tout au long de cet ouvrage.
(Coll. Études africaines, série Sociologie, 14.00 euros, 122 p.)
ISBN : 978-2-343-12594-7, ISBN EBOOK : 978-2-14-004192-1

POLÉMOLOGIE ET IRÉNOLOGIE
Une question philosophique des relations humaines et internationales
Mukendji Mbandakulu Martin Fortuné
Préface de Jean-Pierre Marien Lianza Zalonkele
Cet ouvrage s'attelle à montrer le rapport dialectique entre la guerre et la paix. La guerre semble être le lot des hommes. Les causes, les sources de la guerre sont relevées ici et les théories sur les guerres traditionnelles et modernes y sont développées. La guerre ne peut cesser que si les causes des conflits entre les nations, entre les hommes peuvent être extirpées. Cette étude corrige l'opinion selon laquelle les relations internationales et la philosophie ne peuvent faire bon ménage. La polémologie et l'irénologie sont donc inséparablement liées aux réflexions philosophiques.
(Coll. Études africaines, 19.50 euros, 188 p.)
ISBN : 978-2-343-12108-6, ISBN EBOOK : 978-2-14-004234-8

L'ÉDUCATION AUX MÉDIAS
Un point de vue africain
Barbey Francis - Préface de Laurence Corroy / Postface d'Alain Kiyindou
L'éducation aux médias en Afrique ne peut pas faire l'impasse sur les «réalités africaines» et la façon dont celles-ci s'expriment dans les communautés et la communication sociale, dans la mesure où c'est dans ces espaces que se trouvent les «lieux d'invention» de la modernité de l'Afrique d'aujourd'hui et de demain. L'éducation aux médias peut ainsi être pensée et mise en œuvre comme une initiation à la communication sociale, c'est-à-dire une communication qui a pour finalité le progrès de la communauté.
(Coll. Éducation et médias, 19.50 euros, 192 p.)
ISBN : 978-2-343-12270-0, ISBN EBOOK : 978-2-14-004125-9

MIGRATIONS, DÉCENTRALISATION ET COOPÉRATION DÉCENTRALISÉE
Enjeux et perspectives
Sous la direction de Mankou Brice Arsène - Préface de Frédéric Cuvillier
S'il est un mode de gouvernance qui participe à l'enracinement de la démocratie, c'est bien la décentralisation, car elle permet le rapprochement de la décision entre le sommet et la base, d'une part ; entre l'État et les collectivités locales, de l'autre. Aujourd'hui, force est de constater que la décentralisation initiée dans la majeure partie des États de l'Afrique centrale est en panne à cause des problèmes de clarification des compétences et de compréhension de cette notion.
(17.50 euros, 162 p.)
ISBN : 978-2-343-12428-5, ISBN EBOOK : 978-2-14-004226-3

L'AFRIQUE DANS LA GLOBALISATION : UNE BRADERIE SANS FIN
Diop Rawane
Cet ouvrage est une volonté de dire non à la mondialisation sauvage et débridée, non au pillage de l'Afrique, non à l'accaparement des richesses minières, non au libre-échangisme version accords déséquilibrés de partenariat économique (APE) entre l'Europe et l'Afrique, non au bradage foncier et à la spoliation des paysans au profit des nouveaux maîtres de l'agrobusiness. L'auteur y met à nu le drame social et écologique en Afrique, fustige l'arnaque économique des multinationales exonérées d'impôts, les lobbies financiers et industriels qui peuplent les palais.
(Harmattan Sénégal, 26.00 euros, 250 p.)
ISBN : 978-2-343-12268-7, ISBN EBOOK : 978-2-14-004011-5

COMMERCE, INVESTISSEMENT ET DÉVELOPPEMENT DURABLE EN AFRIQUE
Sous la direction de Silem Ahmed, Bastidon Cécile, Ghoufrane Azzedine, Gbaguidi Ochozias
Ce livre présente et explique les défis environnementaux spécifiques à l'Afrique, aborde les mesures adoptées et/ou envisagées dans certains pays africains en faveur d'une croissance verte et analyse l'efficacité de l'adoption d'une politique environnementale sur le développement économique et la protection de l'environnement.
(Coll. L'esprit économique, 21.00 euros, 206 p.)
ISBN : 978-2-343-12274-8, ISBN EBOOK : 978-2-14-004028-3

L'UNION AFRICAINE QUINZE ANS APRÈS (deux tomes)
Sous la direction de Mvelle Guy, Zang Laurent - Préface de Jacques Fame Ndongo
Ces contributions évaluent ce que l'Union africaine a pu faire depuis le lancement effectif de ses activités en 2002. Cet ouvrage en 2 tomes traite de la quasi-totalité des préoccupations majeures de l'Afrique d'aujourd'hui et de demain, en apportant rappel historique, analyse contextuelle et prospective. Ont ainsi fait l'objet d'une revisitation et d'une relecture critique, la problématique de l'unité africaine, les institutions et programmes de l'Union, la situation des droits de la démocratie, des droits de l'homme, du maintien de la paix et de la sécurité, les relations extérieures, les notions d'auto-indépendance.
(Tome 1, Coll. Études africaines, 35.00 euros, 346 p.)
ISBN : 978-2-343-12103-1, ISBN EBOOK : 978-2-14-003935-5
(Tome 2, Coll. Études africaines, 33.00 euros, 316 p.)
ISBN : 978-2-343-12102-4, ISBN EBOOK : 978-2-14-003936-2

GOUVERNANCE EN AFRIQUE
La théorie générale de la gouvernance économique
Djelhi-Yahot Sandavoy Adamoh
Cet ouvrage ouvre de nouvelles pistes, en matière de gouvernance, en proposant une formulation appelée «la théorie générale de la gouvernance économique». De la constatation exacte que la monnaie joue un rôle fondamental dans l'économie, il explique les effets dévastateurs de la politique monétaire répressive en Afrique, avant de passer en revue et récuser les différentes politiques. L'auteur propose de combiner la politique monétaire optimale basée sur la règle de Taylor avec une politique fiscale optimale et une exécution optimale des dépenses publiques.
(Coll. Études africaines, 20.50 euros, 204 p.)
ISBN : 978-2-343-10730-1, ISBN EBOOK : 978-2-14-003840-2

Structures éditoriales du groupe L'Harmattan

L'Harmattan Italie
Via degli Artisti, 15
10124 Torino
harmattan.italia@gmail.com

L'Harmattan Hongrie
Kossuth l. u. 14-16.
1053 Budapest
harmattan@harmattan.hu

L'Harmattan Sénégal
10 VDN en face Mermoz
BP 45034 Dakar-Fann
senharmattan@gmail.com

L'Harmattan Cameroun
TSINGA/FECAFOOT
BP 11486 Yaoundé
inkoukam@gmail.com

L'Harmattan Burkina Faso
Achille Somé – tengnule@hotmail.fr

L'Harmattan Guinée
Almamya, rue KA 028 OKB Agency
BP 3470 Conakry
harmattanguinee@yahoo.fr

L'Harmattan RDC
185, avenue Nyangwe
Commune de Lingwala – Kinshasa
matangilamusadila@yahoo.fr

L'Harmattan Congo
67, boulevard Denis-Sassou-N'Guesso
BP 2874 Brazzaville
harmattan.congo@yahoo.fr

L'Harmattan Mali
Sirakoro-Meguetana V31
Bamako
syllaka@yahoo.fr

L'Harmattan Togo
Djidjole – Lomé
Maison Amela
face EPP BATOME
ddamela@aol.com

L'Harmattan Côte d'Ivoire
Résidence Karl – Cité des Arts
Abidjan-Cocody
03 BP 1588 Abidjan
espace_harmattan.ci@hotmail.fr

L'Harmattan Algérie
22, rue Moulay-Mohamed
31000 Oran
info2@harmattan-algerie.com

L'Harmattan Maroc
5, rue Ferrane-Kouicha, Talaâ-Elkbira
Chrableyine, Fès-Médine
30000 Fès
harmattan.maroc@gmail.com

Nos librairies en France

Librairie internationale
16, rue des Écoles – 75005 Paris
librairie.internationale@harmattan.fr
01 40 46 79 11
www.librairieharmattan.com

Librairie l'Espace Harmattan
21 bis, rue des Écoles – 75005 Paris
librairie.espace@harmattan.fr
01 43 29 49 42

Lib. sciences humaines & histoire
21, rue des Écoles – 75005 Paris
librairie.sh@harmattan.fr
01 46 34 13 71
www.librairieharmattansh.com

Lib. Méditerranée & Moyen-Orient
7, rue des Carmes – 75005 Paris
librairie.mediterranee@harmattan.fr
01 43 29 71 15

Librairie Le Lucernaire
53, rue Notre-Dame-des-Champs – 75006 Paris
librairie@lucernaire.fr
01 42 22 67 13

www.ingramcontent.com/pod-product-compliance
Lightning Source LLC
LaVergne TN
LVHW010954061026
849535LV00006B/1711